Dr. Kim's Clinic

김 박사의

# 공감 클리닉

정영화 지음

환자와
손잡고 걷는 길

박영사

# | 들어가는 글 |

의사, 간호사, 의료기사, 사회복지사를 비롯해 병원에서 환자를 돌보는 일을 하겠다고 마음먹은 사람들은 대부분 선한 뜻을 품고 그 길을 준비한다. 다른 이들의 고통을 내 아픔으로 여기고 그들이 좀 더 나은 삶의 길을 걷도록 돕기 위해 열심히 공부하고 임상 기술을 습득하겠다고 마음먹는다. '따뜻한' 진료실에서 일하면서 고통받는 이들과 소통하며 살겠노라 결심한다.

그러나 막상 의료인이 되어 진료현장에서 일을 시작하게 되면, 사정이 그렇게 녹록지 않음을 이내 깨닫는다. 우선 환자를 도와주기 위해서 자신을 준비하는 일부터 그렇게 쉬운 일이 아니다. 최신 의학 지식과 임상 기술들을 습득하고 끊임없이 업데이트하는 일은 많은 시간과 열정을 요구한다. 조금 욕심을 내어 의학 지식의 발전에 손톱만큼이나마 기여하고자 하거나 미래에 자신보다 나은 후배들이 자랑스럽게 환자를 돌보는 모습을 꿈꾼다면 짧은 수면시간을 과감히 줄이는 용기가 필요하다.

아무리 열심히 준비를 했다고 해도, 대부분의 의료인들은 진료실에서 환자를 만나기 전에 언제나 긴장감을 느낀다. 수십 년 동안 진료를 계속해온 필자에게도 환자들의 고통에 공감하고 그들과 원활하게 소통하는 일은 아직까지 쉽지 않은 숙제이다. 제한적인 의료환경과 사회적 인식의 부족 때문에 마음이 움츠러드는 일도 다반사다. 최선을 다했음에도 상태가 점점 나빠지는 환자를 보고 의학적 한계를 한탄하며 두 손을 모을 수밖에 없는 현실 역시 안타깝다.

더욱이 요즘 들어 환자나 보호자들에 의한 폭행과 협박이 심각한 사회적 문제로 대두되고 있다. 그리고 급기야 의사들이 진료실에서 목숨을 잃는 끔찍한 일들도 벌어졌다. 2019년 4월에 보건복지부가 배포한 '안전한 진료환경 조성방안' 자료에 의하면, 지난 3년간 11.8%에 달하는 병원에서 의료인 폭행사건이 발생했다. 특히 대형병원이나 정신과가 있는 병원에서 의료인 폭행이 좀 더 흔했다. 2017년 경찰청 통계자료를 보면, 의료기관 내 상해 폭행 사건 신고 건수가 지하철이나 PC방에서 발생한 건수보다 훨씬 더 많았다. 매우 안타까운 일이다. 근본적으로 의사-환자 간 공감과 소통이 부족하여 발생한 일이다. 어찌되었든 간에 이런 사건들은 환자들이 최상의 진료를 받을 수 있는 의료환경을 조성하는 데 크나큰 장애 요인이 될 것이다. 그리고, 의료진들의 마음을 위축시키고 방어진료를 조장하여 결과적으로 환자들에게 불이익이 돌아가는 악순환을 만들 수도 있을 것이다.

보건복지부는 정신과의사회의 건의를 받아들여 모든 정신과 진료실에 비상벨을 설치하겠다고 한다. 그리고 보안 인력을 확충해서 의료기관 내 폭력에 대비하기로 했다. 보건의료 단체들은 진료실 폭력 근절을 위한 가중처벌법의 조속한 제정을 촉구하고 있다. 한편, 시민사회단체들은 이러한 법적 대응을 '의사만의 특권을 강화하는, 일반 국민과의 형평성이 결여된 대책'이라며 '환자의 입장을 좀 더 이해하는 진료환경 조성이 우선'이라고 또 다른 주장을 한다.

과격해지는 진료실 폭력과 이에 대응하는 정부와 보건의료단체들의 대책을 보면서, 30여 년 전 연세대 학생들이 지루하게 진전없는 답답한 상황 속에서 오랫동안 데모하던 때에 적어놓은 일기가 생각났다. 대학생들의 데모와 정부의 대책을 보며, 어느 집안에서 아버지와 아들이 상대방의 입장을 이해하려 하지 않고 자기주장만을 펼치는 모습에 빗대어 적은 것이다.

"요즘 들어 말수가 적어진 아들이 식탁에 앉자마자 입을 열었습니다. 집에만 틀어박혀 있기가 너무 답답하다고 합니다. 옆집 친구 아버지는 어제도 놀이동산에 데리고 갔다고 합니다. 공부도 좋지만 좀 쉴 짬을 주어야 하지 않느냐고 따집니다. 아버지는 고리타분하고 자기 사정을 너무 몰라준다고 합니다. 무조건 주는 밥이나 먹고 앉아서 공부만 하라고 밀어부친다는 겁니다.

이 녀석! 네가 등이 따뜻하고 배가 부르니까 이제 별의별 못된 생각에 빠지는구나. 그래, 아비가 언제 너 잘못되라고 가르친 적 있었더냐? 다른 집 애들보다 네게 부족하게 해준 게 무엇이 있느냐 말이다. 이제 좀 자랐다고 아비에게 대들고 네 마음대로만 하려고⋯⋯? 그래 네 놈 그 옷 꼴이 뭐냐? 제 몸 간수할 나이는 지난 녀석이 여기저기 흙이나 묻혀 집안으로 나르고⋯⋯ 방학 숙제는 다한 거냐? 내일모레면 개학인데 딴생각이나 하고 있고⋯⋯

아들은 당황합니다. 아무래도 아버지가 이상합니다. 비교적 도량이 넓은 우리 아버지인데⋯⋯ 어머니가 꾸짖어도 언제나 두 팔로 꼬옥 안아주던 아버지인데⋯⋯ 아버지 고마운 걸 몰라서 부린 투정이 아니고 그저 다 지나가는 방학이 아쉬워 잠시 쉬어 보려고 꾀를 조금 냈을 뿐인데⋯⋯ 아버지 표정이 더욱 굳어지고 말투에는 강한 악센트가 실립니다. 내일부턴 외출 금지 그리고 일체 간식은 없다. 그리고 매일 숙제를 검사할 테고 게으름을 부릴 때에는 회초리다.

한 번도 매를 든 적이 없던 아버지입니다. 자유롭게 자신의 의사를 말하는 게 바로 창의력의 출발이라고 하던 아버지입니다. 이해할 수가 없습니다 이제부터 어떻게 해야 하나? 대답이 전혀 떠오르지 않습니다. 잘못했다고 빌어볼까? 아니면 아버지에게 끝까지 대들어 볼까? 어느 쪽도 명쾌하게 답이 될 것 같지 않습니다. 아버지는 몹시 화가 났습니다. 그리고 어머니에게도 강하게 얘기합니다. 절대로 화를 풀지 않을 거라고⋯⋯ 아들놈 편을 들어주면 더 세게 화를 낼 것이라고⋯⋯ 아들 녀석이 다시는 그러지 못하게 이번에 버릇을 바짝 고쳐

놓을 거라고……

아들은 이제 이번 일의 시작을 잊어 버렸습니다. 단지 아버지가 미워졌습니다. 아버지는 더 이상 어른이 아니고 아버지는 더 이상 내 편도 아닙니다. 이젠 싸울 겁니다. 나도 아버지의 약점을 잘 압니다. 동네 사람들에게 좀 창피스러워도 이젠 어쩔 수 없습니다. 끝까지 싸울 겁니다.

부자간의 어려운 싸움입니다. 끊을 수 없는 관계인, 끝내는 악수할 수밖에 없는 아버지와 아들이 심하게 다툽니다. 지금은 너무 화가 나서 앞이 보이지 않습니다. 그러나 끝내 그들은 함께 살아야 합니다. 아버지의 일관되지 못한 태도가 일을 이렇게 악화시키는 데 기여했습니다. 나이답지 못한 아들의 투정도 문제였습니다. 지금은 상대의 잘못만 보입니다. 스스로 자신의 성급함을 알면서도 절대로 인정할 수 없습니다.

끝내 아버지는 매를 듭니다. 약이 올라 달아나는 아들을 보며 큰 소리로 고함을 지릅니다. 네 이놈! 지옥 끝까지라도 난 너를 쫓아가고야 말 테다. 기왕에 매를 든 이상 난 너를 꼭 혼내 주고야 말 테다. 아들놈에겐 더 이상 방법이 없습니다. 그 자리에 우뚝 선 아들은 풍선같이 험하게 부은 얼굴을 합니다. 그리곤 닥치는 대로 물건을 집어 던집니다. 앞에 있는 사람은 더 이상 아버지가 아닙니다. 악마입니다. 이제 달리 어찌할 수 없는 아들은 그만 그 자리에 주저앉아 버립니다. 더 이상 버티기엔 어쩌면 안팎으로 에너지를 모두 다 써버렸을 겁니다.

아들은 매를 맞습니다. 그것도 하나 둘 스스로 세면서…… 그러나 그는 아프지 않습니다. 이미 마음이 굳어 버렸으니까요. 그는 다른 생각을 하고 있습니다. 아버지의 말을 믿지 않을 겁니다. 창의력이라 칭찬받던 용기도, 패기라고 치켜세워지던 정열도 이젠 모두 감추기로 합니다. 그리고 그는 아버지를 닮지 않겠노라 마음먹습니다. 내 아들놈에겐 한결같이 든든한 아비가 그리고 가슴이 넓고 따뜻한 아버지가 되겠다고 생각합니다. 매를 들기 전에 먼저 이야기를 들어주는, 매를 드는 대신 인내하며 설득하는, 그리고 매를 들더라도 상처를 보듬어 주는 그런 아버지를 꿈꾸며 그는 셋 그리고 넷을 셉니다.

우리는 잊지 말아야 합니다. 어느 누구도 회복할 수 없으리만큼 다쳐선 안 됩니다. 우린 다시 손을 잡아야 하기 때문입니다. 아버진 아들에게 내일을 부탁할 것이고 아들은 존경스런 아버지의 모습을 가슴속에 다시 새겨야 할 것이기 때문입니다. 아들이 아버지를 다시 존경하고 아버지는 아들에게서 미래를 볼 수 있는 그런 시간이 빨리 되돌아오길 빕니다."

진료실은 몸과 마음이 아픈 이들이 절실하게 도움을 청하는 곳이다. 갑작스럽게 닥친 삶의 위기가 적나라하게 드러나는 장소이다. 문제가 절박하기에 환자들은 예민해지기 쉽고 작은 일에도 상처받기 십상이다. 진료실에서 환자들은 마땅히 전문적인 도움을 받아야 한다. 아픔을 나누고 위로받아야 한다. 그 결과 환자들은 몸과 마음에 평화를 되찾아야 하고, 진료실은 감동과 감사가 있는 장소여야 한다. 그러나, 다른 한편으로 진료실은 의학의 한계 그리고 인간 능력의 한계를 느끼는 곳이기도 하다. 그래서 종종 환자들이 섭섭하고 불만족스러운 마음을 갖기도 한다.

진료실을 좀 더 따뜻하고 풍성한 곳으로 만들 필요를 느낀다. 좀 더 환자친화적으로 진료실 구조를 바꾸어도 좋을 것이다. 가구나 비품들의 선택과 배치, 꽃이나 음악도 분위기를 따뜻하게 만들어 조급한 환자들의 마음에 위로를 줄 수 있을 것이다. 그러나 무엇보다 의료진의 태도와 의사소통 기술이 의사-환자 간 공감과 소통에 중요하다. 언어적 소통 기술뿐만 아니라 표정, 시선, 스킨십 등의 비언어적 요소들 역시 환자들의 마음을 온화하게 만들 수 있다. 덧붙여, 진료실을 따뜻하고 풍성하게 만들기 위해서는 탁월한 임상 능력과 푸근한 인성을 겸비한 의료진들을 지속적으로 양성하는 전인적인 교육체계가 함께 갖추어져야 한다.

필자는 외래 진료나 병실 회진을 시작하기 전에 항상 두 손을 모은다. 최상의 의료를 환자들에게 펼칠 수 있는 지혜를 구한다. 환자들의 고통에 공감하고 그들의 마음까지 따뜻하게 만들어주는 의사이기를 그리고 그 모습이 가능하면 오랫동안 마음속에 머물기를 소망한다. 언제부턴가 '능력이 뛰어나면서도 마음이 따뜻한 의사'의 모습을 마음속에 그려왔다. 혼자서 그를 '김 박사'라 칭하며 언제나 그의 모습에 가까워지기 위해 애써왔다. 그러나, 진료가 끝나면 어김없이 반성의 시간을 갖게 된다. 어느 환자가 나의 진료에 섭섭해 하지 않았는지 또 어느 환자의 마음이 나로 인하여 시끄러워지지 않았는지 안타깝게 되짚어 본다. 그리고 또다시 좀 더 따뜻한 진료를 꿈꾼다.

따뜻한 진료실을 만들기 위해서는 의료진들의 공감과 소통 능력이 필수적이다. 이런 능력은 두려움을 가지고 진료실 문을 여는 환자들을 단시간에 편안하게 만들 수 있는 명약이다. 그러나 이것만으로는 충분하지 않다. 환자와 보호자들이 의료진들을 신뢰하고 존중해 주어야 한다. 이를 통해 진료실이 풍성해지고 진료 성과도 극대화할 수 있을 것이다. 또한, 의료체계와 진료환경 역시 환자친화적으로 변화할 필요가 있다. 이러한 조건들이 모두 조화롭게 아우러질 때 비로소 우리의 진료실이 감동과 감사의 장소로 바뀔 수 있을 것이다. 앞으로, 이러한 공감 클리닉을 만들기 위해 우리들이 함께 어떤 노력을 해나가야 하는지에 대해 구체적으로 검토하고 분석해 보고자 한다.

대형병원에서 40여 년 동안 임상의사로서 치열하게 살아왔던 시간을 정리하면서, 동료, 후배 그리고 제자들에게 긴 편지를 남긴다는 마음으로 한 자 한 자 적는다. 과거를 짊어지고 떠나면서 고마운 분들께 밝은 미래를 남기고 싶은 간절한 소망으로 이 책을 정돈한다. 그동안 큰 과오 없이 진료를 계속할 수 있도록 도와준 간호사들, 의료기사들, 원무과를 비롯한 행정부서에서 열정적으로 일하는 병원 직원들 그리고 언제나 내게 큰 그늘이 되어준 병원 당국에 무한한 감사를 드린다.

사랑하는 환자들에게 이 책을 바친다. 긴 시간 동안 부족한 의사를 믿고 아픔을 털어놓아준, 그래서 의사로서 이만큼이나마 성숙하도록 도와준 환자들과 그들의 가족들에게 고개 숙여 감사드린다. 어려서부터 의사의 꿈을 가질 수 있도록 그리고 그 꿈을 예쁘게 키워나갈 수 있도록 채찍으로 인도해주신 은사님들의 은혜를 기억한다. 감사합니다!

바쁜 일정 속에서도 귀한 시간을 할애하여 서로서로 어깨를 빌려주며 오랫동안 아픔과 즐거움을 함께 나누어 온 '간을 공부하는 사람들' 식구들이 그동안 공유해온 생각들을 정리하고 수십 년간의 동료애를 합하여 이 책을 완성하였음을 밝힌다. 특히, 아끼던 자료들을 흔쾌히 제공하고 비판적 검토를 통해 이 책을 풍성하게 만들어준 제주대학교병원 송병철 교수에게 고마움을 전하고 싶다.

바쁘다는 핑계로 시간을 함께 나누지 못했던 어리석음을 오랫동안 참고 이해해준 가족들에게 고맙다는 한마디를 전한다. 그리고, 언제나 내가 앞으로 나아갈 수 있도록 힘을 주는 아내 이경란에게 특별한 감사를 표한다. 그녀의 격려가 없었다면, 그녀의 창의적 비판이 없었다면, 이 책을 마무리하는 용기를 낼 수 없었으리라. 사랑합니다!

2021년 6월
풍납동에서 한강을 바라보며
정영화

# | 차 례 |

# 01

## 대형병원 진료실의 공포

### 박 부장의 대형병원 방문기

박 부장은 요즘 마음이 몹시 시끄럽다. 얼마 전에 직장에서 단체로 받은 건강검진 결과를 들은 후로는 마음이 편치 않다. 일이 손에 잡히지 않고 입맛도 뚝 떨어졌다. 작년에 외삼촌께서 간암으로 돌아가신 후로 걱정이 많았었는데 이번에 간경변증 얘기를 들은 것이다.

30년 전 열두 살 때 어머니와 함께 처음으로 병원에 갔었다. 그때 B형 간염바이러스 보유자란 얘기를 들었다. 하지만, 그동안 별로 불편한 게 없어서 잊어버리고 살았다. 아니 뭐 특별한 치료법이 없다고 하고, 병원에 가면 좋지 않은 얘기만 들을 것 같아 무시하고 살아왔다는 것이 더 정확할 것이다.

회사에서 하는 정기 신체검사는 꼬박꼬박 받았다. 그때마다 B형 간염바이러스 보유자란 말은 들었지만 괜찮은 줄 알았다. 바쁜 업무로 정신이 없어서 박 부장은 자신의 몸을 잊고 살았다. 특별히 불편한 게 없으니 관심을 두지 않았던 것이다. 지금 생각해보면 말도 안 되는 일이지만, 박 부장은 동료들에게 폭탄주를 말아주는 일도 도맡아 해왔다.

그런데, 이번 정기 신체검사에서 간경변증이 의심된다는 판정을 받았다. 간 초음파 검사상 간 속의 에코가 거칠고 표면이 울퉁불퉁하게 보인다는 거다. "이게 무슨 청천병력이란 말인가? 아니 지금 한창 잘 나가고 있는데, 작년에 동기들 가운데 제일 먼저 부장으로 승진하여 주변의 부러움을 한 몸에 받고 있었는데 이렇게 무릎을 꿇어야 한다는 말인가? 정말로 억울하다. 내게 이런 일이 생기다니 말도 안 된다."

"그래 확인부터 해보자. 내가 정말 간경변증 환자인지. 아닐 수도 있지 않은가? 아닌 것으로 판명이 나면 얼마나 좋을까? 간경변증? 간이 굳어져 황달에 복수가 생기고 피까지 토한다는 그 병? 그래서 이제 내가 얼마 더 살지 못한단 말이지? …… 사실 겁이 난다. 정말 겁이 많이 난다. 지금 이대로 죽기엔 너무 억울하다. 무엇 하나 제대로 이루어 놓은 것도 없고 식구들에게 변변하게 가장 노릇도 한 번 해보지 못했는데……"

입이 떨어지지 않았지만 박 부장은 어렵사리 아내에게 말을 건넸다. 어려운 일을 당했을 때에는 그래도 아내와 생각을 함께해야 한다고 생각했다. 아내는 말없이 그저 울기만 했다. 박 부장과 눈을 마주치지도 못했다. 그리고 비장하게 말했다. 당신의 건강이 제일 중요하다고.

박 부장 부부는 함께 가까운 대학병원 간 클리닉에 가보기로 했다. 대학과 대학교수의 권위에 의지하기로 했다. 인터넷을 검색하고 주변 사람들에게 물어보기도 했다. "어느 교수님이 좋을까?" 쉽지 않은 일이었다. 누가 능력 있는 의사일까? 설사 충분한 능력을 가지고 있는 교수님을 만난다 해도 그 분이 과연 내 문제를 '내 편'에서 함께 고민해줄까? 확신이 서지 않았다.

어렵게 유명한 대학교수님 외래에 예약을 했다. 한 달 후로 날이 잡혔다. 기다리는 하루하루가 왜 그리도 길었던지…… 직장에는 병가를 냈다. 어차피 출근해도 일이 손에 잡힐 것 같지 않았다. 가끔씩 멍

해지는 시간들이 이어졌다. 예
약일이 다가올수록 심박수가
더욱더 빨라졌다.

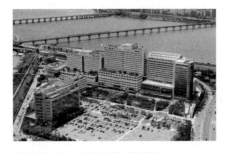

드디어 그날이 왔다. 예약
시각은 11시인데 새벽 5시에
깨어 더 이상 잠을 이룰 수
없었다. 두 시간 정도 일찍 도
착하리라 생각하고 서둘러 병

대형병원 전경, 서울아산병원 홈페이지

원으로 향했다. 그러나 병원으로 들어가는 일조차 녹록지 않았다. 하나
같이 급한 사람들이 모두 한 곳으로 향하는 것 같았다.

예약 시간 한 시간 전에 진료실 앞에 도착했다. 박 부장은 진료실
밖에 열지어 놓인 의자에 앉아 순서를 기다렸다. 전광판에서 차례가
다가옴을 확인하는 순간 입술이 타오르기 시작하고 가슴이 콩닥거렸
다. 아니 두 다리가 후들거려 일어서기조차 힘들었다. "무슨 잘못을
저지른 것도 아닌데 내가 왜 이러는 건가? 여기가 경찰서도 아니고 법
원도 아닌데 왜 이렇게 가슴이 오그라드는 걸까?" 드디어 박 부장이
진료실로 들어선다. 아내가 앞서고 박 부장이 뒤따른다. 예약 시간보
다 30분이나 늦은 시각이다. 하지만 예약 시간 지연쯤이야 상관없다.

책상 위에 놓인 몇 대의 컴퓨터와 그 사이를 어지럽게 가로지르는
색색의 굵은 선들이 박 부장 내외를 먼저 맞는다. 그 건너에 가운을
입은 의사와 간호사가 보인다. 얼굴이 아니라 가운의 윤곽이 먼저 눈
에 들어온다. 의사와 간호사는 벌써 바쁘다. 특히 키보드 위에 있는
손과 모니터를 훑고 있는 눈이 제일 바쁘다. 환자를 맞는 인사는 가볍
고 건성으로 보인다. 환자를 기다리는 의자도 작고 동그랗다. 어느 유
치원에서 본 듯하다.

박 부장과 아내는 의사의 눈을 기다린다. 그런데 의사는 컴퓨터를

가리킨다. 숫자를 불러주고 사진들을 짚어간다. 의사가 드디어 박 부장과 눈을 맞추었다. 이 얼마나 기다리던 순간인가? 의사는 곧바로 진단과 치료 계획에 대해 말해 준다. 웃음기를 뺀 단조로운 말투, 건조하고 차갑기까지 하다. 분명히 모두 다 들었는데, 무슨 병이고 어떻게 하라는 것인지 듣긴 다 들었는데 뭔가 허전하다. 그리고 머리가 하얘진다. 무엇을 물어보아야 할지 어떻게 해야 할지 도통 모르겠다. 일단 진료실에서 나와야 한다고 생각했는데 나가는 길조차 헷갈린다.

박 부장과 아내는 진료실에서 나와 대기실 의자에 다시 몸을 기댄다. 진료실에 들어갔다가 3분 만에 다시 이곳이다. 숨을 돌리고 생각해본다. 바람같이 지나가버린 3분을 되새겨본다. 새벽에 일어나 두어 시간을 차로 달려와 진료실 앞에서 한 시간을 기다린 끝에 얻은 3분인데…… 숨이 다시 가빠지고 머리도 아파온다. "지금 내가 화를 내고 있는 것인가? 누구에게? 왜?"

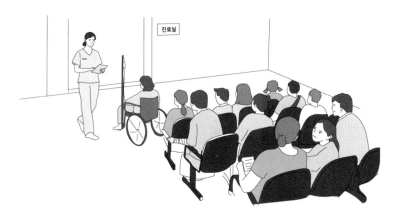

❀ 그림 1 혼잡한 대형병원 외래진료 대기실

대형병원 외래진료 대기실은 언제나 많은 환자들로 붐빈다. 환자들은 기다리는 동안 극도의 긴장과 두려움 속에 빠진다. 그 이유는 무엇일까?

우리나라 대형병원은 항상 붐빈다. 입구 도로에서부터 주차장을 지나 건물에 이르기까지 여유 있고 녹록한 곳은 한 군데도 없다. 병원 건물 안은 외래진료실, 채혈실, 검사실, 주사실, 치료실 그리고 입원실들이 빼곡히 들어차 있고, 이곳을 오가는 환자, 보호자 그리고 의료진들의 잰 발걸음에 숨이 막힐 지경이다. 환자들은 저마다 무겁고 심각한 문제들을 안고 불안한 마음으로 병원을 찾는다. 정확한 진단을 위해, 최상의 치료 계획을 세우기 위해 혹은 길고 어려운 치료를 계속하기 위해 바쁘게 각자 자기만의 길을 간다. 관계없는 이들에게 말을 건네거나 미소를 띠는 일은 사치다.

바쁜 만큼 차갑고 답답하다. 더욱이 아픈 몸으로 이곳을 찾는 환자들은 외롭고 괴롭다. 외래진료실뿐만 아니라, 검사실, 주사실, 치료실그리고 입원실에서도 똑같다. 지금 우리나라의 의료시스템 속에서는 역동적으로 돌아가는 대형병원일수록 이런 답답함이 더욱더 커지기마련이다. 병원의 고객인 환자들은 진료 예약의 어려움 그리고 긴 대기시간과 짧은 진료시간부터 불만이다. 의료진의 공감 부족과 건조한태도도 섭섭하다. 갑자기 찾아온 질병에 대한 무력감으로 만신창이가된 상태에 증폭된 불안이 더해져 머릿속이 텅 비어 버린다.

무엇이 환자들로 하여금 이와 같이 엄청난 공포 속으로 빠져들도록 만드는 것인가? 이렇게 고통받는 환자들을 공포의 구렁텅이로부터구출할 방법은 없는 것인가? 혼란 속의 환자들에게 최소한의 평안함과질서로움을 선물해줄 수는 없는 것인가? 질병에 대한 진단과 치료가시작되는 곳, 이곳 진료실부터 따뜻하고 풍성하게 만들 방법은 없는것인가?

우리나라 대형병원은 매우 바쁘다. 바쁘게 돌아가야만 겨우 적자를면한다. 환자 한 사람당 3분의 진료시간도 지금의 우리 의료체계에서는 과분한 일일지 모른다. 전국에서 밀려드는 환자들을 소화해야 하고 야박한 의료 수가에 맞추어 병원을 운영하려면 잠시도 여유를 가질 수 없다. 의사들은 효율을 극대화하기 위해 근거중심의학에만 의존하기 쉽다. 환자를 개인이나 인간으로 대하기보다 장기나 질병으로 치부하기 십상이다. 실수를 줄이면서 진료시간을 최소화해야 하기 때문이다. 이런 환경에서는 의료 과실과 그에 따른 비용 손실을 생각하면 방어진료의 유혹에 빠지기 쉽다. 근거중심의학에 무게를 두도록 교육받아왔기에 그런 방식이 익숙하고 편할 수 있다. 환자를 위해 시간을 좀 더 할애하기 힘든 구조이다.

긴장과 불안을 안고 병원을 찾은 환자들을 단숨에 평안하게 만드는 일은 애초부터 쉽지 않은 일일지 모른다. 불의에 닥친 고통과 불행에 잔뜩 화가 나있고, 누구보다 열심히 살아온 자신을 외면하는 세상에 무작정 투정하고 싶은 환자들에게 그저 조용히 따라오라고 하는 것은 무리일지 모른다. 더군다나, 진작부터 병원과 의료인들에 대한 신뢰를 가지고 있지 않은 환자들이라면 그들에게 목소리를 낮추고 가만히 따르기만 하라는 것은 애초부터 불가능한 일이리라. 그들은 병원이나 의료진들에게 많은 것을 요구하기 쉽다. 도움을 '청'하는 것이 아니라 '해내라'고 주장하기 쉽다.

이렇게 답답하고 두려운 진료실(그림 2)이 변화할 수 없을까? 풍성하고 따뜻한 곳으로 변할 수는 없는 것일까? 환자들에게는 희망과 감사의 장소가 되고 의료인들에게는 좀 더 깊은 공감과 뿌듯한 보람의 공간이 될 수는 없을까? 그래서 병원이 진정 건강의 보금자리로 자리매김할 수는 없는 것일까?

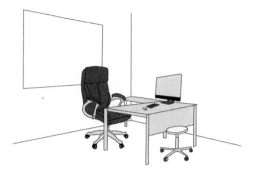

● 그림 2 외래진료실

많은 환자들은 진료실이 두렵다. 진료실을 따뜻하고 풍성한 공감 클리닉으로 변화시킬 방법은 없을까?

# 진료실이 무서운 이유

## 질병의 공포

### '몹쓸 놈들'

20대 초반의 젊은이가 진료실 문을 열고 조심스러운 발걸음으로 들어왔습니다. 풀이 죽어 어깨가 늘어진 게 꼭 무슨 죄를 지은 사람 같았습니다. 눈길을 주지 않은 채 엊그제 검사한 결과만을 묻습니다. 이번에도 간염이 심한 상태입니다. 지친 모습이 역력한 그는 마침내 목소리를 높여 제게 소리를 지릅니다.

그가 화를 내는 것은 부모님의 사랑이 부족해서도, 의사들이 친절하지 않아서도, 친구들과의 사이가 나빠서도 아닙니다. 오랫동안 그를 괴롭히는, 그토록 지겹게 그를 따라 다니는 간염 바이러스 때문입니다. 아니 어쩜 그보다도, 이 못된 친구를 어떻게도 하지 못하는 자기 자신을 향한 고함인지 모릅니다.

어떤 질병이 어떤 사람의 몸에 들어와 십 년 넘게 쉬지 않고 그를 괴롭힌다면 그건 정말로 참기 힘든 고통일 겁니다. 당장 뭐 그렇게 심한 고통을 주는 건 아닐지라도 무언가에 매어 사는 듯한 끈끈한 싸움은 당하는 사람을 몹시 지치게 만들고야 말 겁니다. 차라리 대판 싸우고 결판이 나면, 누가 이기든 상관없이 큰 싸움을 제대로 한 번 치른 후 어떤 식으로든 해방되면, 차라리 그게 좋을 것 같다고 생각하기 쉽습니다.

한참 화를 내던 그가 더 이상의 치료를 모두 거부합니다. 자신의 방식대로 제멋대로 살겠다고 얘기합니다. 예전에 배짱 좋게 모든 걸 무시하며 살 적에는 그 놈의 간염이 꼼짝 못했다고 합니다. 마음대로 술도 먹고 주먹을 휘두르며 친구들이랑 거리를 활보할 땐 바이러스마저 까불지 못했다고 합니다. 지금 풀이 죽어 얌전히 있으니까 자신을 가벼이 보고 그 놈이 자신을 괴롭히는 거라 했습니다. 얼마나 오랜 시간 동안 그가 혼자서 자신을 짓누르는 고통을 되씹어 왔는지 어렵지 않게 짐작이 됩니다.

하지만 어려운 힘겨룸에 나선 병사가 지친 모습을 상대에게 내보이는 건 절대 금기사항이란 것을 그가 깨달았으면 합니다. 좀 더 길게 보면 지금 이

시간은 잠깐 스쳐가는 시련에 불과함을 그가 눈치 챘으면 좋겠습니다. 그렇게 더욱 힘을 내서 더 이상의 불행을 자초하지 않았으면 좋겠습니다.

- 김 박사의 병행기록에서: 더 이상 치료를 받지 않겠다는 환자를 보며

사람들은 누구나 살면서 한 번쯤 질병이나 장애를 경험하게 된다. 그리고 이와 같이 심각한 상황에 처한 사람들이 곧바로 건강 균형을 잃게 된다는 사실은 이미 잘 알려져 있다. (그림 3)

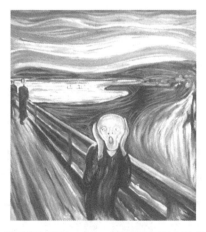

● 그림 3 에드바르 뭉크Edvard Munch의 절규[오슬로 국립미술관]
어려운 질병을 진단받았을 때 환자들이 느끼는 공포가 이런 모습이 아닐까?

건강의 균형이 깨지면서 생기는 심리적 상처는 급성 질환을 겪는 환자들에서나 만성적 질환 상태에 있는 환자들에서나 공통적으로 나타난다. 그러나 특히 만성적이고 치명적인 질환을 가진 환자들의 경우에 더 큰 슬픔과 두려움에 빠지게 된다. 하지만 흥미롭게도, 이야기의 학Narrative medicine에 관한 한 연구는 환자들이 서술한 스토리들에 대한

말뜻을 분석해 보니 약 15%의 환자들의 스토리에서는 괴로움이나 슬픔이 표현되지 않더라고 말한다.Greenhalgh T and Hurwitz B, 1999 이는 시간이 지나면서 슬픔과 두려움이 변형되고 극복되기도 함을 보여주는 자료이다. 처음에는 다가올 미래에 대해 아무런 희망이 없다고 생각하다가도 나중에는 활성화된 사고, 감정 그리고 행동을 통해 다시 미래를 꿈꾸기 시작하기도 하는 것이다.

박 부장은 지금 간경변증이 두렵다. 간경변증으로 진단되면 (그림 4) 다양한 합병증으로 인해 얼마 더 살지 못할 것으로 믿고 있다. 간세포의 기능이 감소하고 간이 굳어져 몸이 붓고 복수가 차며 황달이 생긴다고 주변 사람들한테서 자주 들어왔다. 염증도 잘 생기고 여기저기에서 피가 나는 일이 흔하며 출혈 후에 지혈도 잘 되지 않는다고 알고 있다. 거기에다가 간암이 생길 위험이 높아 남은 수명이 길지 않을 거라는 얘기도 많이 들어왔다. 박 부장은 앞으로 닥쳐올 고통의 쓰나미를 떠올리며 절망에 빠진다.

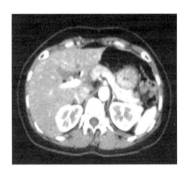 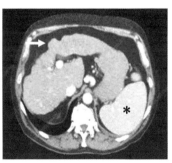

정상 간　　　　　　　　　　　간경변 간

그림 4 정상 간과 간경변 간의 CT 스캔 소견

정상 간에 비해 간경변 간은 표면(→)이 울퉁불퉁하고 비장(*)이 매우 커져 있다. 장기간에 걸쳐 간세포가 파괴되고 간섬유화가 진행되면 간경변증이 발생한다. 간세포 기능의 감소와 문맥압 항진에 의한 합병증이 나타나고 간암 발생의 위험이 높아진다.

박 부장은 지금 억울하고 화가 난다. 지금까지 누구보다 열심히 일해 왔고 그 결과 직장과 사회에서 인정받고 행복한 가정을 만들어가고 있는데 자신에게만 느닷없이 불행이 닥쳐왔다고 생각한다. 지금까지 일궈온 모든 것들을 간경변증이 빼앗으려 한다고 생각하고 있다.

그가 지금 겪고 있는 슬픔과 두려움의 구렁텅이에서 계속 고통스럽게 지낼지, 아니면 이를 극복하고 몸과 마음의 평화를 되찾을 수 있을지는 앞으로 두고 볼 일이다. 여기에는 환자와 보호자는 물론 그의 치료를 담당하는 의료진과 병원 그리고 의료시스템과 사회 구성원들 모두가 영향을 미칠 수 있을 것이다. 이제부터 박 부장이 마음의 평안을 유지하면서 어려운 질환과의 긴 여정을 시작할 수 있도록 우리 함께 그 길을 마련해 보기로 하자.

## 차가운 의사와 딱딱한 진료실

### 돈만 아는 의사?

아직까지 많은 질병들을 인간의 힘으로 고치지 못하는 것이 사실입니다. 감기조차도 근본적으로 치료하지 못하는 게 현실이니까요. 또한, 병이 들었을 때 우리 몸이 저절로 건강 상태를 회복하는 경우가 적지 않은 것도 사실입니다. 이럴 때 우리들은 하나님께서 인간을 그렇게 만드시고 또 병이 들었을 때 회복할 수 있도록 섭리하심에 진심으로 감사한 마음을 가집니다. 의사들도 역시 환자들의 자연치유력을 인정하고 감사하게 생각합니다.

그렇지만, 환자들이 이렇게 자연적으로 건강을 되찾은 경험을 했다고 해서 의사들을 '믿을 구석이 없는 이들'로 치부하면 더 큰 잘못을 저지르기 십상입니다. 더욱이 의사들이 자기 욕심만 내세우는 장사치처럼 눈속임하면서 자신들의 이익을 챙긴다고 생각하는 건 지나친 생각입니다.

의사들은, 병을 '완치'시켜주지 못하는 경우라 할지라도 아픈 이들이 가장 빠르게 그리고 안전하게 질병을 치료할 수 있도록 그들을 손잡아 안내합니다. 세균이 문제일 때에는 환자들이 이들과의 싸움에서 이길 수 있도록 힘을 보태기도 하고, 자연치유력에 의지해야 할 경우에라도 의사들은 환자들이 자신의 몸을 잘못 다스리지 않도록 정성을 다해 돕습니다.

하나님의 능력으로 치료한다는 것은, 단순히 '기다리는' 것이 아니라 우리가 아는 지식들을 총동원하여 바르게 최선을 다한 연후에 '소망하는' 일일 것입니다. 의사들이 가진 지식과 기술까지도 어쩜 절대자의 능력과 권한 범위 안에 있다고 생각합니다.

더더욱 경계해야 할 것은, 의사들이 무능력하고 그들의 능력으로는 힘센 질병을 어떻게 할 수 없으니 의사들을 믿지 말고 '특효'가 있는 먹거리에 의지해 보라는 유혹입니다. 하나밖에 없는 남의 목숨을 효능이 명확히 밝혀지지 않은 그리고 오히려 해악을 끼칠 수도 있는 무엇을 가지고 현혹하는 일이야말로 이제 없어져야 합니다. 우리 모두 조금 더 겸손해져야 합니다. 특히 자신의 지식과 능력으로 아픈 이들에게 도움을 주고자 할 때에는 더더욱 그렇습니다. 생명은 누구에게나 하나밖에 없는 소중한 것이기 때문입니다. 자신의 이익을 위해 남을 희생시켜선 절대로 안됩니다.

- 김 박사의 병행기록에서: 의사가 돈만 밝힌다는 환자를 보며

도움을 청하는 이의 마음은 몹시 조급하기 마련이다. 청했다가 거절당하면 어쩌나 하는 걱정이 생기는 것은 인지상정이다. 잘못한 일이 없는데도 작은 소리에 주눅들어 버리기 십상이다. 서류 한 장 떼려고 구청에 갈 적에도, 고장 난 자동차를 끌고 카센터 앞에서 기다릴 때에도 그리고 병원에서 무표정한 의사와 마주할 때에도 사람들은 자기주장을 펼치는 일에 당당하기 힘들다.

병원에서 환자들은 쉽게 화가 난다. 한 시간 넘게 기다린 수고가 아깝다. 뭔지 모르고 시키는 대로 따라야 했던 자신의 무지와 무능이 몹시 서럽다. 내 문제로 고민하고 애썼을 어떤 이의 준비와 노고를 고

마워하기보다 자신의 불편과 고통에 비해 인색한 것 같은 차가움과 뻣뻣함이 얄밉고 야속하다.

　누구든 병원을 찾으면 도움을 청할 수 있다. 자신이 겪는 고통을 모두 다 터놓고 의논해도 된다. 건강한 삶을 위한 지혜를 부탁해도 괜찮다. 조금도 위축될 필요가 없다. 죄인인 양 고개를 숙일 필요는 더욱 없다. 의사와 병원은 몸과 마음이 아픈 이들을 도와줄 목적으로 존재하기 때문이다. 그렇다고 의사들이 언제나 환자들이 원하는 방식대로 해주기를 바라서는 안 된다. 의사마다 환자들을 대하는 방식이 다르고 그것까지도 그들의 치료 전략일 수 있기 때문이다. 그들에게 당당하게 요구해야 할 것은 빈틈없이 문제를 해결해줄 수 있는 전문적인 생각과 능력이다. 환자들의 아픔에 공감하고 문제를 해결하기 위해 환자들을 대신해서 고민해 주고자 하는 태도 그리고 이를 위해 철저히 준비된 지식과 기술, 그것들이 진정 우리가 병원을 찾는 이유이고 당당히 요구해야 할 '친절'일 것이다.

　병원에서 의료진들은 더욱더 나은 방식으로 환자들을 진료하기 위해 항상 노력하고 또 준비한다. 언제든지 고통받는 이들을 정성을 다해 도와주고자 하는 마음, 더 나은 시설과 최고의 기술 그리고 제한된 시간을 쪼개는 지혜까지도 모두 필수적인 준비물들이다. 만약 병원과 의사들이 이와 같이 꼭 필요한 준비에는 게을리하고 백화점식 친절을 갖추는 데에만 시간을 쏟는다면, 만나는 의사들이 모두 미스코리아의 웃음만 닮으려 한다면 엄청난 불행이 초래될 수 있다. 전문인들은 전문적인 지식과 기술을 쌓는데 열정을 쏟아야 하고, 전문인들의 전문기술은 있는 그대로 존중되고 발휘되어야 한다.

　진료실에서 환자들이 불안과 공포를 느끼지 않도록 하기 위해 의사들은 환자와의 공감과 소통에 더욱더 힘을 기울일 필요가 있다. 아무리 능력이 있는 의사라 할지라도 환자나 보호자들과의 소통에 미숙하다면 그들의 마음을 헤아리고 쓰다듬어 줄 수 없다. 그리고 궁극적으로는 성공적인 치료로 그들을 이끌 수 없을 것이다.

2013년에, 이스터드STUD; 이탈리아어 "Istituto Studi Direzionali"의 약자, 이탈리아에 있는 경영학연구소는 이탈리아 전역의 소아내분비학 센터들과 공동으로 성장호르몬결핍증Growth Hormone Deficiency: GHD 분야에 관한 이야기의학 연구과제에 참여하게 된다. CRESCERE 연구과제CRESCERE는 이탈리아어로 '성장'이라는 뜻이다. Creating through Stories of experiences of care for Growth Hormone deficiency the empowerment toward the excellence [Marini MG, et al., 2016]의 목적은 성장호르몬결핍증을 앓고 있는 소아와 청소년들의 직접 경험은 물론 관련된 사람들의 경험을 이해하고 기술하는 것이었다. 이를 위하여 이야기 중심 접근법을 이용해서 환자와 돌보미들(부모, 형제자매 그리고 연구에 참여하는 센터들의 임상팀 의료인들)이 치료 과정에서 부딪치는 문제들에 대해 연구를 시행하였다.

이 연구에서 얻은 이야기들을 전체적으로 분석해 보면, 특히 소아과영역에서 임상의사들이 해야 할 일이 점점 더 많아지고 있다는 사실을 깨닫게 된다. 이 특별한 질병의 치료과정에서 소통과 공감의 중요성이 두드러지게 나타난다. 이 연구는, 특히 청소년 환자들의 경우 신체적 문제뿐 아니라 심리사회적 건강에도 관심을 가져야 하고, 건강에 해로운 행동들을 예방하고 바로잡아 주어야 하며, 환자들이 치료 권고사항들을 잘 따르도록 이끌어야 한다고 시사하고 있다.Marini MG 저, 정영화·이경란 역, 『이야기로 푸는 의학』, 2020

환자와의 공감과 효율적인 소통을 위해 의료인들은 다음 제2장에서 강조할 의사소통 기술들을 습득할 필요가 있다. 원활한 의사소통을 위해서 언어적 기술들이 중요함은 다시 말할 필요가 없다. 그러나 비언어적 소통 기술 역시 간과되어서는 안 된다. (표 1) 의료진의 태도와 표정, 의사와 환자 그리고 보호자의 위치와 상호 간 거리, 스킨십, 진료실의 환경 등이 환자들의 마음을 불안하게 만들 수도 있고 편안하게 만들 수도 있다. 또한, 진료실에 있는 가구나 집기도 환자의 공포를 강화시키거나 완화시킬 수 있다. 따라서, 진료실 가구와 집기의 선택과 배치 역시 환자를 존중하고 환자에게 심리적 안정을 제공할 수 있도록 재구성할 필요가 있다.

표 1 비언어적 의사소통 기술

| 준언어<br>para-language | 음조Tone<br>악센트Stress<br>말의 빠르기Speed<br>목소리 크기Voice volume<br>억양Intonation<br>침묵Silence |
|---|---|
| 신체언어<br>body language | 눈빛(시선)Eye-contact<br>얼굴 표정Facial expression<br>몸동작Gesture<br>자세Posture<br>신체 접촉Skinship |
| 상황언어<br>situation language | 공간과 거리Space and distance<br>시간Time<br>색상Color, 의복Clothes, 소지품Possessions 등 |

김우룡 외, 『비언어적 의사소통론』, 2005

# 고약한 병원 냄새

## 진료비는 지불하셔야 합니다

"썩어질 병원! 명색이 병원인데…… 병원이란 본디 국민들의 복지를 위한 시설이여야 하는 건데…… 장사꾼처럼 돈만 알다니…… 더러운 의사! 아픈 이를 돌보라는 본분을 잊고 흰 가운 입고 하는 일이란 게 그래 겨우 돈만 밝히는 거냐? 돈 없는 이는 어디 무서워서  병원이란 델 구경이나 하겠나. 이런! 썩어질 병원! 더러운 의사!"

의사는 그리고 병원은 아픔이 있어 도움을 청하는 이들을 성심껏 도와야 합니다. 이런 당위는 다른 어떤 이익보다 우선되어야 합니다. 그것이 병원과 의사의 존재 이유이고 우리 모두를 위한 신성한 규칙이기 때문입니다.

병원은 항상 준비되어 있어야 합니다. 쾌적한 장소를 마련해야 하고 좋은 시설을 갖추어야 합니다. 지금까지 얻을 수 있는 최상의 지식과 기술로 주어진 상황에서 준비할 수 있는 최선의 여건들이 항상 마련되어 있어야 합니다. 병원이 최선의 준비를 게을리 한다면, 의사가 최고의 지식과 기술을 도외시한다면 이는 용서받지 못할 죄악입니다.

병원과 의사의 존재는 지속적이어야 합니다. 어느 날 병원 문을 열었다가 어느 날 제 맘대로 문을 닫는다면, 어느 의사가 내키는 대로 청진기를 들었다 놓았다 한다면 우린 이런 병원과 의사를 도저히 믿을 수 없을 겁니다. 병원과 의사는 항상 우리 곁에 있을 거라는 확실한 믿음이 오늘 밤 우리의 잠자리를 편안하게 만듭니다.

병원에선 마땅히 진료비를 내셔야 합니다. 그래야 병원은 그리고 의사는 제 본분을 다할 겁니다. 오늘 그리고 내일도 계속해서 준비되어 있을 겁니다. 단지 봉사만을 강요하는 목소리엔 함정이 있기 마련입니다. 병원은 최선의 준비를 할 수 없을 것이고 의사는 자신이 가진 열정을 나누어야 할지도 모릅니다.

병원에선 제대로 진료비를 내셔야 합니다. 그러고 나서 우리 떳떳하게 요청하기로 합시다. 준비되지 못한 병원과 의사, 환자를 최선을 다해 도와주지 않는 의사, 거만하고 목소리만 높이는 의사를 당당하게 꾸짖읍시다. 진정 우리의 건강상태를 최고로 만들고 지키기 위해 병원에선 제대로 진료비를 냅시다.

- 김 박사의 병행기록에서: 진료비를 낼 수 없다고 우기는 환자를 보며

적지 않은 환자들이 병원에 가는 것을 싫어한다. 병원에만 가면 입맛이 떨어져서 아무것도 먹지 못하겠다고 한다. 소독 냄새가 나서 그렇다고 한다. 과거에는 병원 안에서 특유의 냄새가 나는 경우가 흔했다. 방부와 소독용으로 사용했던 포르말린과 크레졸이 냄새의 주된 원인이었다. 이 냄새는 실제로 환자들로 하여금 불쾌감과 불안감을 느끼게 했다. 그러나 요즘에는 대부분의 병원에서 역한 냄새가 나는 화학물질의 사용을 자제하고 있고, 흡착제 등을 통해 냄새를 제거하는 노력을 계속하기 때문에 역겨운 병원 냄새가 나는 경우는 매우 드물다.

그럼에도 불구하고 몇몇 환자들은 아직도 병원에서 냄새가 난다고 하고 그 냄새가 매우 불쾌하다고 표현한다. 그런데, 환자들이 정말로 병원을 싫어하고 그래서 병원 냄새가 고약하다고 생각하는 것일까? 그건 아닌 것 같다. 대부분의 환자들은 병원에서 자신들이 가지고 있는 건강상의 문제를 관리하는 데 도움을 받는다고 생각한다. 하지만, 병원에 오면 그동안 자신들이 겪었던 불쾌한 경험, 치료에 따르는 고통들이 되살아나서 병원 냄새(?)가 싫고 냄새 때문에 입맛이 떨어지는 것으로 보인다. 꾸준히 치료를 계속하면 자신에게 이득이 된다는 사실을 인정하지만, 끝없는 치료과정에 짜증이 나기 때문에 병원에서 괴로운 냄새를 맡는 것이리라. 이렇게 병원에서 고약한 냄새를 맡다 보면, 병원에서 고통만 주면서 돈만 빼앗아간다고 생각하게 되는 것이리라.

앞서 김 박사의 병행기록에 소개한 환자도 병원 생활에 짜증을 내고 있다. 표면적으로는 의료진의 진료와 병원의 처우가 맘에 들지 않아 병원비를 낼 수 없다고 말하고 있지만, 환자는 끝없이 반복되는 고통이 괴롭고 기대하는 만큼의 효과를 보지 못한다는 생각에 짜증을 내는 것이리라. 그렇기 때문에 의료진들과 병원은 이런 환자들을 그저 무시해버리면 안 된다. 환자들이 '고약한 병원 냄새'를 맡지 않도록, 병원 냄새가 향기롭게 느껴질 수 있도록 노력할 필요가 있다.

의사들은 최고의 지식과 기술로 언제든지 환자들을 도와줄 준비가 되어있어야 한다. 또한 심리사회학적으로 환자들을 안아줄 준비가 되어있어야 한다. 의사들은 환자들의 고통에 공감하고 그들과 긴밀히 소통해야 한다. 그리고 병원에서는 환자들의 이익이 무엇보다 우선적으로 고려되어야 한다. 병원은 항상 환자들에게 쾌적한 장소를 마련해주어야 하고 환자들에게 유용한 시설을 갖추고 있어야 한다. 언제나 주어진 상황에서 최선의 준비를 하고 있어야 한다. 그렇게 함으로써 환자들이 병원에서 '고약한 냄새'를 맡는 일을 줄일 수 있을 것이다.

### 풀꽃 1

나태주

자세히 보아야 예쁘다
오래 보아야 사랑스럽다
너도 그렇다


### 풀꽃 2

나태주

이름을 알고 나면 이웃이 되고
색깔을 알고 나면 친구가 되고
모양까지 알고 나면 연인이 된다
아, 이것은 비밀

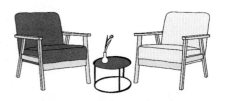

# 참고문헌

김우룡 외, 『비언어적 의사소통론』, 나남출판, 2005

Greenhalgh T and Hurwitz B, Why study narrative? *BMJ* 318(7175):48-50, 1999

Marini MG 저, 정영화·이경란 역, 『이야기로 푸는 의학』, 학지사, 2020

Marini MG, Chesi P, Laura Mazzanti M, et al., Stories of experiences of care for growth hormone deficiency: the CRESCERE project. *Future Sci OA* 2(1) FSO.15.82, 2016

# 02
## 대형병원 3분 진료의
## 비밀과 해법

　우리나라 의료 수준은 이제 세계적으로 경쟁하는 데 크게 부족하지 않을 만큼 발전했다. 다른 나라에 사는 교포들이 치료를 위해 일시 귀국하는 일이 드물지 않게 눈에 띈다. 기쁘고 고무적인 일이다.

　한편, 적지 않은 사람들이 병원과 의사에 대해 곱지 않은 시선을 가진 것 역시 사실이다. "대형병원에 갔더니 스타벅스보다 더 붐비더라." "두 시간을 기다려 겨우 3분 동안 진료받고 나왔다." "의사들이 왜 그리 뻣뻣하나?" "병원에 입원하는데 한 달씩 기다리라는 게 말이나 되는가?" "모 교수 진찰을 받으려 하는데 예약이 수개월이나 밀렸다고 하니 많이 아픈 사람은 그 사이에 숨넘어가고 말겠다." "정밀검사 한번 받고 싶은데 기다리는 것이 너무 고약스러워 큰 병원에는 가기 싫다." 이런 불만들을 흔히 들을 수 있다. 그러나 몸이 아프게 되면 다시 또 '큰 병원'을 찾게 된다. 아무래도 동네 의원보다 큰 병원에서 교수님을 만나고 최신 기계로 검사를 받아야 맘이 놓이는 걸 어찌지 못하는 게 현실이다.

## 대형병원의 3분 진료

현대의학은 그동안 눈부신 발전을 거듭해왔다. 새로운 질병과 그 발생기전을 밝혀내고 획기적인 진단방법을 동원하여 질병을 조기에 진단하고 최첨단 기술을 이용하여 어려운 질병들을 극복해왔다. 다양한 과학분야에서 정열을 쏟아온 연구자들의 노력이 합해진 결과이다. 그런데, 특히 근거중심의학이 발달하고 의사들이 그 결과에 심취하면서, 환자를 '고통받는 개체'로 바라보기보다 질병이나 '의학적 문제'로 취급하는 시각에 좀 더 익숙해져 왔다. 진료에서 효율이 강조되고, 그 결과 대형병원의 진료시간이 점점 더 짧아졌다. 또한, 진료실에서 의사와 환자 간 소통의 중요성은 잊혀지기 십상이었다.

짧은 진료시간과 의사-환자 간 대화 부족이 우리나라 대형병원의 고질적인 문제로 부각되어 왔지만, 이는 단지 우리나라만의 문제가 아니다. 이 문제를 다룬 외국의 한 연구에서도 "대부분의 의사들은 환자를 진료할 때, 평균적으로 약 18초 후에 환자의 말을 중단시키고 검사와 약을 처방하기 시작한다"고 지적한다. 심지어는 "일부 의사들은 환자가 말하는 바를 귀 기울여 듣지 않고 질병이 생긴 이유나 인간적인 차원을 생각해보지 않으면서 마치 고장 난 기계를 다룰 때처럼 기계학적 측면에만 초점을 맞추는 듯하다"고 분석한다.Mavromatis J, 2012 또한, 콜럼비아 대학교 의과대학에서 의학사를 연구했던 데이비드 로스만 David J. Rothman은 "의사들은 한 눈으로는 환자를 보고 다른 눈으로는 시계를 본다"고 표현했다.

언뜻 생각해도 짧은 진료시간은 바람직한 진료의 핵심 요소인 의사-환자 관계에 치명적인 방해 요소가 될 수 있고, 이로 인해 환자들이 자신의 건강 문제에 좀 더 적극적으로 관여할 기회를 놓치게 될 수 있을 것이다. 어느 연구자는 이 문제의 심각성에 대해 직설적으로 강조한다. "환자와 의사 사이에 대화가 적을수록 환자들이 진료실을 떠날 때 좌절 상태에 빠질 가능성이 커진다. 진료시간이 짧아지면 짧아질수록, 의사가 환자에게 체중 몇 킬로그램 빼기 혹은 정기적으로 체육관 가기와 같이 행동을 변화시키기 위한 처방을 주기보다 단지 약처방만을 손에 쥐어주고 환자를 진료실에서 밀어낼 가능성이 커진다."Rabin RC, 2014

　무언가 잘못되어 있고 어딘가 고쳐야 할 부분이 분명히 존재하는데 우리가 이를 잘 모르고 있거나 모른 척하고 있는 것은 아닌지 반성하게 된다. 물론 이를 해결하는 과정에 엄연히 현실적인 장벽이 가로막고 있어서 문제를 쉽게 그리고 하루아침에 해결할 수는 없을 것이다. 하지만, 이 과제는 이 시대 이 나라에 사는 우리의 문제이고 우리가 함께 지혜를 모아 단계적으로 개선해나가야 하는 중요한 숙제임에 틀림없다.

　최근 들어, 환자를 장기나 질병이 아니라 전체적인 개체로 바라보려는 노력이 눈에 띄게 늘고 있다. 환자가 가지고 있는 신체적 문제뿐만 아니라 환자가 질병을 얻고 치료하고 극복해나가는 과정과 그 속에서 겪는 심리사회적 변화까지 관심을 가지고 추적하여 관리하는 구체적 접근법이 제시되고 있다. 환자에 대한 이러한 전체적 접근법은 우리가 지금까지 고민하는 문제들, 특히 '대형병원 3분 진료' 문제를 해결하는데 참고가 될 만한 강력한 시사점들을 제시할 수 있으리라 생각된다.

# 의사 - 환자 간 원활한 소통을 위한 해법

## 의사들의 '두려움' 극복

### 이중의 괴로움과 상처를……

불같은 성격의 김 아무개님이 어제 다시 입원했습니다. 한 달 동안 무사히 집에서 지내다가 재치료를 위해 다시 온 것입니다. 지난 번 만났을 때보다 조금은 더 활기에 찬 모습입니다. 얼마나 다행스러운 일인지 모릅니다.

지난달에는 그와 겪은 일들이 참 많았습니다. 갑작스레 발견된 어려운 병에 주눅 들지 않고, 치료라 이름 붙여진 고통 속에서도 그는 묵묵히 잘 참아내던 환자였습니다. 쉽지 않은 치료에 대해 의사와 의논하며 온 힘을 다해 애쓰고 있었습니다.

어느 날 그는 정색을 하며 내게 얘기했습니다. 오랫동안 정돈한 생각을 조리 있게 말했습니다. '큰 병원'에서 일하는 이들이 바쁜 일상에 파묻혀 잊고 지냈던, 그러나 가다가다 환자들의 마음에 이중의 상처를 주는 말과 행동들…… 그는 천천히 조심스럽게 지적해 주었습니다. 그는 잊지 않고 덧붙였습니다. 물론 병원 사람들의 노고와 정성에 감사하고 있노라고, 밤을 잊고 정신없이 뛰어다니는 의료진들에게 한없는 경의를 보낸다고.

다음날 나는 무엇이 그를 섭섭하게 만들었는지, 무엇이 그에게 이중의 고통을 주었는지 그리고 우리가 잊고 있던 것은 무엇인지 찾고 또 확인했습니다.

진료의 효율을 위해 유보되고 무시되었던 배려가 그에게 고통을 준 것입니다. 더 많은 이들에게 베풀려는 선의가 오히려 그에게 상처를 준 것입니다.

그는 끝내 이해할 수 있다며 웃어주었습니다. 서로 마음을 열면 소통할 수 있다는 아주 평범한 진리를 다시금 느낍니다. 상대에 대한 불만도 따지고 보면 자신의 마음에서부터 시작되는지 모릅니다. 진실을 감추려 하면 더욱더 깊은 수렁에 빠지는지 모릅니다.

그는 다시 우리 병원을 찾았습니다. 우릴 믿어준 게 감사합니다. 그의 마음에 상처를 주었던 우리에게 마음을 열어준 게 고맙습니다. 가슴이 넓어 믿음직한 그에게 닥친 불행이 어서 빨리 물러났으면 좋겠습니다.

- 김 박사의 병행기록에서: 환자의 마음을 좀 더 헤아리기로 다짐하며

이탈리아의 이야기의학자 마리니 박사는 짧은 진료시간과 의사-환자 간 소통 부족의 해결을 방해하는 요인들 중 가장 중요한 것으로 의사들의 '두려움'을 지적한다. "의사들에게 환자와의 소통을 좀 더 깊이 있게 하도록 권유하면, 일반적으로 의사들은 이에 저항하면서 스스로를 정당화한다. '시간이 없어요. 각 환자에게 할애할 시간은 몇 분에 불과해요.' 하지만 대부분의 경우, 단 2분의 시간만 할애하면 환자는 방해받지 않고 하고 싶은 말들을 다 할 수 있고 의사는 이에 대해 적절한 해결책을 찾아낼 수 있다. 그런데, 환자들에게 좋은 결과를 만들어줄 수 있을 정도로 의사들에게 충분한 시간이 주어지지 않을 때 의사들은 왜 이렇게 못마땅한 시간 제약에 대해 관리자들에게 저항하지 않는 것일까? 많은 나라에서 환자의 요구에 따라 치료의 변화를 제안하거나 수립하는 역할을 간호사들(환자와 가장 밀접하게 소통하는)에게 법적으로 허용하지 않고 있는 이유는 무엇일까?"

마리니 박사는 이러한 물음에 대한 답이 아마도 '두려움'인듯하다고 말한다. "두려움. 인간이 다른 인간에게 늑대라는 공포. 뭔가 부당한 일이 일어날 수 있다는 두려움의 유령, 예를 들면 법적으로 불만을 표현하고 화가 난 환자들에 대한 두려움, 실직에 대한 불안, 과학계와 자신이 속한 소수집단에 의해 비난받을 수 있다는 두려움, 자신의 특권을 상실할지 모른다는 공포 등이다. 먼 옛날이지만 1966년에는 우수한 돌봄의 정의가 구조, 과정 그리고 결과라는 개념에 기반을 두고 있었고, 여기에서 결과란 웰빙, 치료 그리고 치유를 의미했다. 반면에, 오늘날 우수한 돌봄Donabedian 2003의 초점은 주로 효율성, 더 나쁘게 말하면 치료의 우수성이라는 개념 자체를 위험에 빠뜨릴 정도로 '과도한 효율성hyper-efficiency'을 지향한다. 오늘날에는 인적 자원의 일괄 감축, 진료시간의 단축 그리고 교육비용 절감 등에 경제적 보너스와 인센티브를 주는 방식이 보다 더 손쉬운 듯하고 그래서 좀 더 일반적으로 행해지고 있다. 하지만 환자들의 경험이 목격하고 말해주는 것, 즉 환자에게 행해지는 치료의 질에 기반을 두어 성과를 측정하는 정책을 시행하는 것이 짧은 진료시간과 의사-환자 간 소통 문제를 해결할 수 있는 더 현명한 방법일 것이다."Marini MG 저, 정영화·이경란 역, 『이야기로 푸는 의학』, 2020

진료실에서 겪는 환자들의 공포를 해결하기 위해서는 원활한 의사소통이 절실히 필요하다. 이를 위해서는 무엇보다 의사들의 용기가 필요하다. 환자중심의 진료를 위한 대범한 첫걸음이 필수적이다. 적절한 진료시간의 확보를 위해 노력해야하고 환자를 위한 진료를 최우선적으로 고려해야 한다. 환자 이외에 어느 누구의 이익이나 병원 당국 혹은 의료시스템의 편의가 우선되어서는 안될 것이다.

## 의료 전달체계의 개선

요즘 우리나라에 대형병원들이 많아지면서 병원을 이용하는 목적이 매우 다양해졌다. 단순히 질병을 치료하기 위한 목적뿐만 아니라 휴식을 위해 혹은 건강 상태를 확인하기 위한 목적으로 병원에 입원하는 분들이 늘고 있다. 심지어는 영안실을 차지하기 위한 방편으로 병원을 찾기도 한다. 그러나 한편으로 병실을 구하지 못해 한 달씩 기다리며 마음 졸이는 환자들 역시 존재한다는 사실을 우리가 간과해선 안된다.

제한된 인력, 시설, 장비 그리고 여타 자원들을 가지고 가능하면 많은 사람들에게 공평하게 혜택을 주는 것이 민주주의의 이념과 일치하고 진정 국민과 나라를 위한 일일 것이다. 이 과정에 어떤 사람의 지위나 재력 혹은 친분 관계가 개입해서는 안 된다. 환자가 가지고 있는 문제의 경중과 시급성에 따라 우선순위가 주어져야 함은 재론의 여지가 없다. 그렇다고 다른 목적으로 병원을 이용하고자 하는 수요를 무턱대고 무시하는 것 역시 좋은 해결책은 아닐 것이다. 병원의 제한된 자원을 효과적이고도 공평하게 나누기 위한 방안을 강구하기 위해서는 병원의 존재 의미나 기능을 우선적으로 고려하는 것이 중요하다. 그렇게 함으로써 현행 의료체계의 문제점이 있는 그대로 드러날 것이고 가장 적절한 해결책을 찾을 수 있을 것이다.

대형병원을 찾는 환자들로부터 "병원이 스타벅스보다 더 붐빈다"거나 "병원에 가면 아주 오랫동안 기다리게 하면서 정작 진료시간은 너무 짧다"는 이야기가 나오는 데에는 현행 의료 전달체계에도 책임이 있는 것으로 보인다. 대형병원은 많이 붐비는데 100병상 미만의 병원이나 의원은 환자 부족에 시달리고 있다. 1, 2, 3차 의료 기관 간에 상호 협조하는 일이 환자들을 위해 매우 중요하고 우리나라 의료체계를 발전시키는데 절실함은 누구나 잘 알고 있다. 그럼에도 불구하고 대형병원은 개인의원 수준에서 충분히 혹은 더 잘 치료할 수 있는 질병을 가진 환자들까지 진료의 대상으로 하고 있고, 개인의원들은 환자들을 치료하는 데있어서 대형병원으로부터 도움을 받는다고 생각하기보다 대형병원들이 환자를 빼앗아(?) 간다고 느끼는 경우가 있는 점은 매우 유감스럽다. 그러나 요즘 들어 대형병원들이 환자들의 교육, 이송 그리고 진료의 연속성을 위해 지역사회 의사들과 긴밀하게 협력하려는 노력이 점차로 많아지는 추세이다. 이와 같이 상급 종합병원과 1, 2차 의료기관 간에 상호협력을 강화하기 위한 움직임이 늘어나는 것은 매우 바람직한 일이다.

의료 전달체계를 개선하는 일은 의사들과 병원의 노력만으로 해결할 수 없다. 정부에서 바람직한 의료체계를 정착시키기 위한 정책들을 만들어 체계적으로 실천하고 후원하는 일 역시 매우 중요하다. 국민 전체를 고려하여 다양한 규모의 병·의원을 개설하고 이들의 균형적인 유지와 발전을 위한 정책들이 펼쳐져야 한다. 의사와 병원을 일률적으로 배치하는 것이 아니라 각자의 이익을 보장해주는 정책적 배려가 필요하다. 의원과 병원 간의 협조에도 정부의 도움이 필요하다. 상급 종합병원에서 가벼운 건강 문제에 관심을 두지 않아도 될 만큼의 제도적 뒷받침이 있어야 할 것이다. 여기엔 비현실적인 의료 수가의 현실화도 포함된다. 또한 환자들이 가진 질병의 경중에 따라 다양한 수준의 병·의원에서 적절하게 진료받을 수 있도록 균형 잡힌 질서를 만들어나가야 할 책임도 많은 부분 정부에 있다.

최근 들어 이러한 문제들을 개선하고 새로운 의료 전달체계의 확립을 위하여 보건복지부를 중심으로 종합적인 노력이 경주되고 있음은 매우 고무적인 일이다. (그림 1)

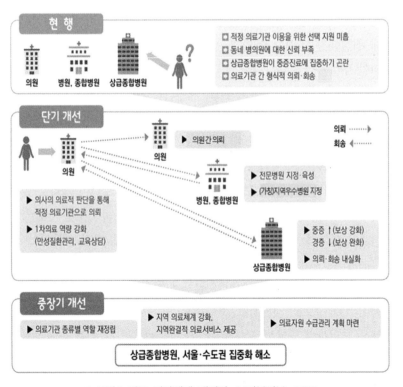

그림 1 의료 전달체계 개편안, 보건복지부, 2019

## 의료 수가의 현실화

개인의원뿐만 아니라 종합병원도 경영난을 이야기한다. 이를 두고 어떤 이들은 "의술을 펼치면서 무슨 돈타령이냐?"고 말한다. 그러나 이와 같이 원칙론적이고 단순한 비판은 비현실적이고 무의미하다. 병원이 최상의 진료를 시행하려면 필연적으로 이에 상응하는 비용이 소요되고, 이러한 비용을 보장하는 것만이 계속적이고 효율적인 진료를 담보할 수 있기 때문이다. 그런데, 우리나라의 GDP 대비 경상의료비는 OECD의 다른 나라에 비해 매우 낮은 편이다. (표 1) 따라서 의료 수가의 현실화는 바람직한 진료를 정착시키는 데 있어서 매우 중요한 문제들 중 하나일 것이다.

● 표1 GDP 대비 경상의료비(2017년 기준, %)

| 대한민국 | 미국 | 독일 | 일본 | 멕시코 | OECD 평균 |
|---|---|---|---|---|---|
| 7.6 | 17.1 | 11.2 | 10.9 | 5.5 | 8.8 |

출처: 보건복지부, 국민보건계정, OECD Health Statistics 2019

2016년에 연세대학교 산학협력단에서 <국민건강보험 일산병원 원가계산시스템 적정성 검토 및 활용도 제고를 위한 방안 연구 -제2차 연구-> 결과를 보고하였다. 이 보고에서 추정 원가보전율을 산출하였는데, 그 결과 상급종합병원은 84% 그리고 의원급은 62%에 머물렀다. (그림 2) 특히 국립병원은 67.6%, 공립병원은 69.4%로 나타나 경영난이 심각함을 보여주었다.

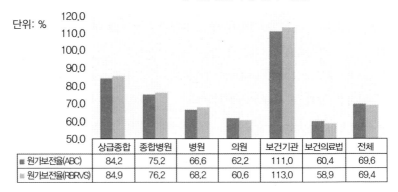

요양기관 종별 추정 원가보전율

단위: %

| | 상급종합 | 종합병원 | 병원 | 의원 | 보건기관 | 보건의료법 | 전체 |
|---|---|---|---|---|---|---|---|
| 원가보전율(ABC) | 84.2 | 75.2 | 66.6 | 62.2 | 111.0 | 60.4 | 69.6 |
| 원가보전율(RBRVS) | 84.9 | 76.2 | 68.2 | 60.6 | 113.0 | 58.9 | 69.4 |

연세대학교 산학협력단, 2016

그림 2 추정 원가보전율

특히 의사의 진료 행위에 대한 보수인 진찰료는 50% 정도의 원가 보전율로 나타나 매우 낮은 것으로 보고되었다. 반면에 영상의학 및 검사 비용 등은 100% 이상 보전하고 있다. (그림 3) 이와 같이 왜곡된 의료 수가 체계는 임상의사들로 하여금 효율적인 진료에 필수적인 문진과 신체검사에 집중할 수 없도록 만들기도 한다. 또한, 일부 의료인들과 병원들이 과다한 검사를 통하여 경영 적자를 보전하려는 유혹에 빠지도록 원인을 제공하기도 한다. 궁극적으로 이러한 현실은 병원을 방문하는 환자들로 하여금 의사와 병원을 불신하게 만드는 결과를 초래하고 있다.

전 국민 의료보험이 실시되면서 국민들에게 돌아가는 의료 혜택은 급속도로 확대되었다. 반면에, 이를 위해 의원과 병원들은 경제적으로 희생을 감수해야만 했던 측면도 있다. "그렇지만 그동안 병·의원들이 문을 닫지 않고 잘 유지해왔지 않느냐"고 누가 반론을 제기한다면 이는 매우 근시안적인 생각이다. 이런 제도하에서는 적지 않은 의사들 그리고 병원들이 매우 위축되어 방어적인 진료 혹은 선택적인 진료를

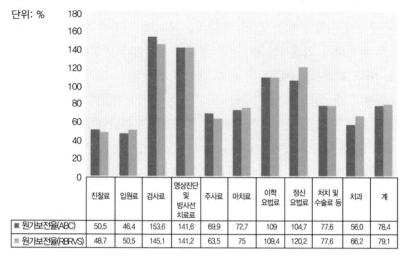

진료영역별 적용 원가보전율

단위: %

| | 진찰료 | 입원료 | 검사료 | 영상진단 및 방사선 치료료 | 주사료 | 마취료 | 이학 요법료 | 정신 요법료 | 처치 및 수술료 등 | 치과 | 계 |
|---|---|---|---|---|---|---|---|---|---|---|---|
| ■ 원가보전율(ABC) | 50.5 | 46.4 | 153.6 | 141.6 | 69.9 | 72.7 | 109 | 104.7 | 77.6 | 56.0 | 78.4 |
| ■ 원가보전율(RBRVS) | 48.7 | 50.5 | 145.1 | 141.2 | 63.5 | 75 | 109.4 | 120.2 | 77.6 | 66.2 | 79.1 |

연세대학교 산학협력단, 2016

◉ 그림 3 진료영역별 적용 원가보전율

시행하도록 압력을 받게 되고, 결과적으로 진료를 받는 환자들에게 알게 모르게 불이익이 돌아갈 수 있기 때문이다. 비교적 사정이 나은 대형병원을 찾는 환자들 중에도 이를 우려해 "보험에 해당되지 않더라도 좋은 약이 있으면 돈 걱정하지 말고 써달라"고 은근히 부탁하는 사람들이 적지 않은 것이 현실이다. 바람직하지 않은 모습이다.

우리나라의 의료 수가는 다른 나라에 비해 비교적 저렴하게 책정되어 있으며, 또한 획일화되고 일반화되어 있어서 의사들이 양질의 진료를 시행하는데 장애가 되고 있음을 정책 입안자들도 잘 알고 있다. 그러므로 궁극적으로 환자들의 이익을 위해 의료 수가의 적정화는 절실히 필요한 문제라고 생각된다. 또한, 국민들도 보다 나은 진료를 지속적으로 받을 권리를 스스로 지키기 위해 의료비용을 조금 더 부담하는 선택을 긍정적으로 검토할 필요가 있을 것이다.

## 진료 능률의 향상

앞에서 지적한 바와 같이, 바람직한 진료를 시행하고 이를 지속적으로 유지하기 위해서는 병·의원 경영의 정상화와 안정화가 필수적이다. 이를 위해서는 제도적 보완과 개선이 절실하다. 그러나 이러한 의료환경의 개선만으로는 '따뜻한 진료'를 정착하기 힘들다. 병원과 의사들의 노력 역시 절실하게 필요하다. 좁디좁은 우리나라에서 모든 병원이 모든 질병의 치료에 '최고'일 필요가 있을까? '큰 병원'이라면 으레 다양한 질병을 가진 모든 환자를 진료해야 하고 반드시 진료 성과로 다른 병원들과 경쟁할 필요가 있는 것일까? 예를 들어, 우리나라의 모든 대형병원에서 간이식 수술을 시행한다면 경제적으로 사회적으로 얼마나 큰 낭비인가? 간이식 수술을 하기 위해서는 엄청난 양의 자원과 오랜 준비 기간이 필요하다. 더군다나 최첨단의 의료기술을 확립하고 이를 지속적으로 유지하기 위해서는 정말로 많은 투자가 요구된다. 우리나라의 경우에는, 몇몇 병원에서 집중적으로 환자들을 관리함으로써 최상의 치료를 적시에 제공하는 것이 사회경제적으로 그리고 환자들의 이익을 위해 더 나은 선택이 아닐까? 주요 질병별로 특화된 진료센터를 만들어 이를 효율적으로 운용한다면 진료 능률을 향상시켜 경영의 정상화에 기여하고 종국에는 진료실에서 환자들의 마음까지 헤아릴 수 있는 여유를 찾을 수 있지 않을까?

병원 차원으로 생각을 좁혀보아도 마찬가지이다. 타성에 젖은 습관적 진료 혹은 행정처리 방식을 한 번쯤 되돌아볼 필요가 있다. 불요불급한 인력과 장비를 정리하여 다양한 업무를 단순화 그리고 효율화할 수 있다면, 진료에 필요한 비용을 절감함으로써 제한된 시간을 보다 많은 환자들의 몸과 마음을 편안하게 만드는 데 사용할 수 있을 것이다.

## 국민 의식의 변화

  '큰 병원'을 선호하는 환자들의 의식 또한 개선해야 한다. 간단한 건
강상의 문제라도 개인의원에서 진료를 받으면 무언가 부족한 듯하고 특
별한 이유없이 대접을 덜 받은 듯한 느낌을 갖는 경우가 드물지 않다.
하지만 조금만 깊이 생각해보면 실상은 이와 크게 다르다. 환자들이 겪
는 문제들 중 많은 것은 개인의원에서 충분히 해결할 수 있고 오히려
더 잘 관리할 수 있다. 실제로 적지 않은 환자들이 소위 명의에 의해서
혹은 상급병원에서 치료받는 경우보다 자신과 자신의 문제를 잘 파악하
고 있는 개인의원 의사로부터 관리를 받을 때 더 나은 치료 성과를 얻
었다고 고백한다. 그럼에도 불구하고 많은 환자들이 개인의원을 찾아가
얘기한다. "큰 병원에 가고 싶으니 진료 의뢰서만 떼 주세요."

  환자들의 의식에 변화가 필요하다. 질환의 경중에 따라 그리고 완급에
따라 개인의원, 종합병원, 전문병원 그리고 대형병원의 의료 자원을 균형
있게 이용하고자 하는 의식의 변화가 필요하다. 이를 위해서는 무엇보다
도 의료진과 병원에 대한 환자들의 신뢰와 존중이 절실하게 요구된다.

## 뻣뻣한 의사와 주눅든 환자

환자들은 종종 병원에서 쉽게 주눅들어버리는 자신을 발견하고 당황한다. 또한, 눈길에 인색한 의사의 뻣뻣함을 마주하며 얄밉고 야속한 마음이 들기도 한다. 환자에게는 동그랗고 작은 의자를 내어주면서 자신은 편안한 회전의자에 앉아있는 의사의 뒷모습마저 밉게 보일 때가 있다. (그림 4) 우리가 진료실에서 드물지 않게 마주치는 어색한 풍경이다. 우리가 진정 따뜻하고 풍요로운 진료실을 만들고자 한다면, 어렵고 아프더라도 실상을 있는 그대로 드러내고 그 원인들을 꼼꼼히 분석한 후에 함께 해결책을 모색할 필요가 있다.

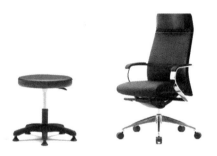

그림 4 환자의자와 진료의자
환자들은 작고 동그란 의자에 앉으면서 마음이 불편하다. 의자 등 진료실 집기의 선택도 공감 진료실의 필요조건이다.

과연 의료의 수요자로서 환자는 누구이며, 의료의 공급자로서 의사는 또 누구인가? 환자와 의사는 각각 어떠한 권리와 책임을 가지고 있는가? 과연 현재 의료시스템하에서 환자와 의사는 각자의 본분을 다하고 있는 것인가? 혹시 상대방을 전혀 고려하지 않은 채 자신의 이익만을 말하고 있지는 않는가?

과거에는 환자와 의사 간의 관계를 약자와 강자 혹은 수혜자와 시혜자의 관계로 생각하기도 했다. 그 결과, 받는 이는 주는 이가 주는 대로 감지덕지해야 했고, 주는 이는 권위를 내세우며 받는 이를 이해하거나 상호 간에 소통하려는 노력을 소홀히하기도 했다. 한편, 시간이 지나고 환자들의 권익이 강조되면서 균형의 추가 반대쪽으로 심하게 기우는 경우도 생겨나게 되었다. 환자는 의사를 신뢰하기보다 지불한 만큼의 대가를 얻어낼 대상으로만 생각하기도 했다. 어느 쪽도 바람직하지 않다.

환자는 육체적 혹은 정신적으로 웰빙 혹은 평안함을 잃은 사람으로서 건강을 회복하기 위해 의학적인(전문적인) 도움을 청하는 사람이다. 한편, 의사는 환자의 문제를 전문적인 지식과 기술을 이용하여 해결하기 위해 준비된 그리고 끝내는 환자를 도와주려고 노력하는 직업인이다. 환자는 정신적 혹은 육체적인 문제를 가지고 있는 사람이기에 사회적으로 도움을 받을 필요가 있고 또한 그럴 수 있어야 마땅하다. 우리 모두가 잠재적으로 환자일 수 있기에 이는 인도적인 문제로 다루어진다. 어느 누구도 이들을 이용하여 개인의 이익을 챙기려고 해서는 안 된다.

환자들은 **원상태 혹은 가능한 한 이에 가까운 상태**로 회복할 수 있도록 도움을 받을 권리가 있다. 그리고 의사들에게 그런 도움을 기대하는 것은 당연하다. 그러나 그 이상을 기대해서는 안 된다. 아니, 기대할 수 없다는 말이 좀 더 정확할 것이다. 그들은 신이 아니고 주술가도 아니기 때문이다. 환자들은 의사들을 **도와주는** 사람으로 인식해야 한다. 그들에게 **고쳐내라**고 요구하는 것은 온당하지 못하다. 더욱이 도움은 **요구**하는 것이 아니라 **청**하는 것이다. 여러 가지 여건상 이러한 요청이 받아들여지지 못할 수도 있다. 이런 사정을 일정 부분 인정해 주어야 하는 경우도 존재한다.

의사들은 항상 **준비되어** 있어야 한다. 전문적인 지식과 기술을 준비해야 하고 시설과 장비가 준비된 곳에서 환자를 맞아야 한다. 공부를 게을리하면 죄가 되는 직업들 가운데 하나가 의사이다. 그리고 또한, 어떤 의사가 아무리 충실히 준비했다 하더라도 환자들을 도와줄 의지가 없다면 이는 무용지물이다. 절대로 다른 목적이 여기에 개입해선 안 된다. 환자들의 이익이 최우선으로 고려되어야 한다. 의사는 환자를 **고쳐주는** 것이 아니라 **도와주는** 것이 임무임을 잊지 말아야 한다. 자신의 능력에 한계가 있음을 분명히 깨닫고 이에 맞추어 행동하는 것이 중요하다. 지나친 과장이나 현혹은 금해야 한다. 또한 누구나 스스로 한계를 지니고 있기에 의사들 상호 간에 서로 의지하고 도와야 한다는 사실도 잊어선 안 된다.

의사는 항상 환자나 보호자들의 고통에 공감할 수 있어야 하고, 그들의 마음을 헤아릴 수 있는 능력과 함께 그들이 마음을 활짝 열고 소통할 수 있도록 만드는 임상 기술을 갖추고 있어야 한다. 또한 함께 환자의 진료에 참여하는 간호사, 의료기사, 사회복지사 등의 의료진들과도 원활하게 소통할 수 있어야 한다. 의사는 이러한 소통 과정의 중심에 위치해 있다. (그림 5) 진료실에서 의사소통은 정확하고accurate 효과적이며effective 온정적이어야compassionate 한다. 또한, 환자를 존중하고 환자의 고통에 공감하며empathetic 지지적이어야supportive 한다. 이를 위해 임상의사들은 반드시 효율적인 의사소통 기술들을 습득하고 연마해야 할 것이다.

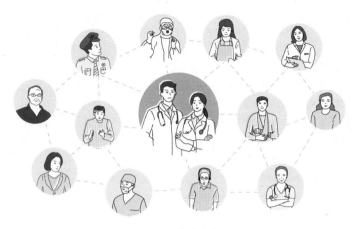

● 그림 5 의사의 소통영역

의사, 환자, 보호자, 간호사, 의료기사, 사회복지사 등 진료에 참여하는 사람
들 간의 원활한 의사소통은 진료를 효율적으로 만들 뿐 아니라 진료실을
풍성하고 따뜻하게 만든다.

캐나다 몬트리올 대학교 의사소통학과 명예교수인 테일러 박사James
R. Taylor는 '아홉 가지 효과적인 의사소통 기술들'을 소개하고 있다. 임
상의사들은 테일러 교수가 제시한 의사소통 기술들을 환자나 보호자
와의 의사소통에 잘 활용하고 있는지 필요할 때마다 스스로 점검하고
부족한 부분을 찾아내어 개선하는 습관을 가질 필요가 있다. 그렇게
함으로써 진료실에서 유익하게 사용할 수 있는 효과적인 의사소통 기
술을 습득하고 개선할 수 있을 것이며, 이를 통해 진료실을 보다 따뜻
하고 풍성하게 공감중심적으로 만들 수 있을 것이다. (표 2)

표 2 아홉 가지 효과적인 의사소통 기술들

| 의사소통 기술 | O | × |
|---|---|---|
| 1. 적극적 청취Active listening | | |
| 2. 비언어적 의사소통Non-verbal communication | | |
| 3. 질문하기Asking questions | | |
| 4. 분명하고 간결하게 말하기Being clear and succinct | | |
| 5. 확인과 요약Clarifying and Summarizing | | |
| 6. 공감적 관계Being Empathetic | | |
| 7. 반응하기Providing Feedback | | |
| 8. 신뢰 관계Developing Trust and Rapport | | |
| 9. 함께 하기Being present | | |

Taylor J, 2015

의사소통 기술들 중 적극적 청취 기술은 매우 중요하다. 테일러 교수는 여러 가지 의사소통 기술들 중에서 제일 앞에 적극적 청취를 제시하였다. 좋은 청취자가 되는 것이 좋은 의사소통자가 되는 비결이라는 의미이다. 그러므로 환자와의 의사소통이 중요한 임상의사들에게는 적극적인 듣기 연습이 필수적이다. 적극적 청취는 다른 사람이 말하는 것에 세심한 주의를 기울이고, 명확한 질문을 하며, 그 사람이 말하려고 하는 바를 분명하게 확인하는 것이다.

이탈리아의 저명한 이야기의학자 마리니 박사 역시 호모의 대서사시 「오디세이Odyssey」를 인용하면서 효과적인 소통을 위해 청취 기술이 중요함을 다음과 같이 강조하였다. "청취, 특히 마음이 약한 환자들의 이야기를 듣는 일 혹은 힘든 질병으로 진단된 충격에서 방금 회복한 사람들로부터 듣는 일에는 진정성이 있어야 하고 깊이가 있어야 한다." 트로이 전쟁 후 오디세우스는 초조하게 고향으로 돌아갈 해결책을 얻고자 했다(상태가 나아질 약 처방을 받아 병이 생기기 이전의 삶으로 돌아가고자 하는 환자처럼). 오랜 역경과 고난 끝에 난파한 뗏목을 타고 홀로 도착한 스케리아 섬에서 그곳의 주민인 피에이션 사람들은 자신의 정체도 밝히지 않고 있던 그를 그의 고향인 이타카로 데려다 주겠다고 약속한다. 하지만 마리니 박사는 그 순간 오디세우스 자신이 전혀 고향에 갈 준비가 되어있지 않았다고, 그 처방을 받을 준비가 되어있지 않았다고 강조하면서, 실마리를 풀기 시작한 것은 이야기꾼이었다고 말한다. 궁전의 음유시인이 들려주는 트로이 전쟁 이야기가 오디세우스의 마음을 움직여 스스로 자신의 정체를 밝히고 자신의 삶에 일어났던 끔찍한 경험들과 범죄들에 대해 이야기하도록 자극했기 때문이다. 이야기하는 그 시간 내내, 객관적으로는 고향으로 가는 일이 지연되는 그 기간 내내, 그는 내면을 성찰하는 능력을 통해서 치유되고 발전한다. 자기 자신이 되어 고향으로 돌아갈 준비가 된다.

한 영웅의 시련에 대한 이야기를 듣는 기술이 가진 치유력은 바로 오디세우스의 이야기를 도덕적 판단 없이, 비난이나 칭찬 없이 들어준 피에이션 사람들의 적극적 청취 능력으로부터 나온다고 마리니 박사는 강조한다. "그들은 그저 듣기만 한다. 그들은 무조건적으로 완전하게 듣기만 한다." "그들은 올바르게 질문하는 사람들이다. 죄의식에 사로잡힌 오디세우스의 느낌, 슬픔, 소망 그리고 희망을 감싸 안아주는 사람들이다." 이렇게 자신의 이야기를 마음과 감정을 통해 들어주는 청자들 앞에서 오디세우스는 자신의 이야기를 하면서 자신의 잘잘못을, 왜 고향에 가야하는지를 깨닫게 된다.

마리니 박사는 "이와 같이 참기 힘들 정도로 심한 고통과 감당하기 어려운 고난은 다른 사람들과 공유해야 한다"고 말하면서 "고통을 공유하기 위해서는, 인간들의 만남이 피상적인 환대를 넘어 상호 이해의 틀 안에 놓여있어야 한다"고 강조한다. "신뢰가 구축되어 가면을 벗고 진실을 드러낼 수 있는 관계를 이루어야 한다. 이런 관계 속에서 우리는 다른 사람의 스토리를 통해 우리 자신의 배를 타고 자신에게로 다가가는 항해의 길을 다시 발견할 수 있을 것이다. 특히 질병에 걸려있는 시기에 이 과정은 정말로 중요하다. 환자가 질병을 인지했을 때에는 충격으로 인해 다소 수줍어져서 자신이 느끼는 것을 표현하고 싶어 하지 않는다. 피에이션 사람들은 아주 훌륭한 치료자들이다. 아픈 사람들을 건강한 사람들과 연결하는 다리를 세울 수 있는 사람들이다."Marini MG 저, 정영화·이경란 역,『이야기로 푸는 의학』, 2020

의사가 환자의 마음을 따뜻하게 하고 의사에게 마음을 열도록 만들기 위해서는 비언어적인 의사소통 기술 역시 중요하다. 신체언어, 시선, 손동작, 음성의 강약, 속도 그리고 높낮이 등이 의사소통의 성공 여부를 결정하기도 한다. 의사의 편안하고 열린 자세와 친근한 음성은 환자들이 마음을 열고 말하도록 격려한다. 여기에서 우리가 잊지 말아야 할 중요한 비언어적 의사소통 기술이 하나 더 있다. 진료실 공간과 집기들을 환자중심적으로 구성하고 배치하는 일이다. 진료실 환경에 따라 환자들이 편안하게 의사와 소통할 수도 있고 주눅들거나 진료실을 두려워할 수도 있기 때문이다

요즘 특히 정신과나 소아청소년과를 중심으로 진료실을 환자친화적으로 구성하고 꾸미는 노력이 다방면으로 시도되고 있다. (그림 6) 매우 고무적인 현상이다. 환자들의 마음을 안정시킬 수 있도록 진료실 벽에 색을 칠하고 탁자와 의자의 디자인을 적절히 선택하여 진료실 환경을 조화롭게 만드는 데 노력을 기울이고 있다. 환자에게 작고 동그란 의자 대신 의사들의 진료의자에 버금가는 편안한 의자를 제공하여 환자의 몸과 마음을 편안하게 만들고자 노력한다. 환자의 동선을 고려하여 가구와 집기들을 배치하고 환자가 의사와 소통하는데 좀 더 편리할 수 있도록 의자와 컴퓨터의 위치를 정한다. 그렇게 함으로써 환자와 의사가 동등하게 마주 앉아 자료들을 공유하며 소통한다. 환자가 오르기 쉽도록 진찰대의 높이를 맞추고, 환자의 프라이버시가 보호되

도록 진찰대 주위에 가림막을 설치한다.

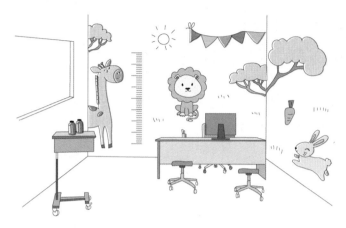

● 그림 6 소아청소년과 진료실
어린 환자들의 몸과 마음이 편안하도록 진료실을 꾸며 놓았다.

테일러 교수는 효과적인 의사소통을 방해하는 요인들 다섯 가지도 지적하고 있다. (표 3) 임상의사들은 자신들이 환자와 소통하는 과정에 이러한 방해 요인들이 관여하지 않는지도 검토할 필요가 있다.

환자와 의사 간의 원활한 소통은 진료실을 따뜻하고 풍성하게 변화시킨다. 이는 진료 본연의 목적을 효과적으로 달성하는 데 매우 중요한 첫걸음이다. 원활한 소통은 환자와 의사 그리고 병원이 그 중요성을 이해하고 함께 꾸준히 노력을 경주했을 때에야 비로소 가능한 일임을 잊지 말아야 한다.

표 3 효과적 의사소통을 방해하는 다섯 가지 장애물

| 의사소통 장애물 | ○ | × |
|---|---|---|
| 1. 타인에 대한 판단Judging the other person | | |
| 2. 상대방에게 무관심Not paying attention to the person you are talking to | | |
| 3. 전문용어 사용Using technical language | | |
| 4. 해결책이나 원하지 않는 충고Giving solution or unwanted advice | | |
| 5. 타인의 관심사 회피하기Avoiding the concerns of others | | |

Taylor J, 2015

# 꽃

김춘수

내가 그의 이름을 불러 주기 전에는
그는 다만
하나의 몸짓에 지나지 않았다.

내가 그의 이름을 불러 주었을 때
그는 나에게로 와서
꽃이 되었다.

내가 그의 이름을 불러준 것처럼
나의 이 빛깔과 향기에 알맞는
누가 나의 이름을 불러다오
그에게로 가서 나도 그의 꽃이 되고 싶다.

우리들은 모두
무엇이 되고 싶다.
나는 너에게 너는 나에게
잊혀지지 않는 하나의 의미가 되고 싶다.

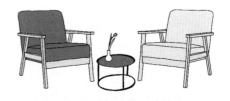

# 참고문헌

연세대학교 산학협력단 (연구책임자 연세대 보건대학원 김태현 교수), <국민 건강보험 일산병원 원가계산시스템 적정성 검토 및 활용도 제고를 위한 방안 연구 -제2차 연구->, 2016

Donabedian A, *An introduction to quality assurance in healthcare*, vol 1, 1st ed., Oxford University Press, New York, NY, USA, 2003

Mavromatis J, Why Doctors Interrupt, thehealthcareblog.com, 2012

Marini MG 저, 정영화·이경란 역, 『이야기로 푸는 의학』, 학지사, 2020

Rabin RC, 15-minute visits take a toll on the doctor-patient relationship, http://kaiserhealthnews.org/news/15-minute-doctor-visit/, 2014

Taylor J, 9 Effective Communication Skills, https://www.habitsforwellbeing.com/9-effective-communication-skills/, 2015

# 03

# 대형병원의 매력, 그 허와 실

　우리나라 환자들은 대형병원을 선호한다. 그 곳이 불편하고 두렵지만 그래도 무거운 건강 문제를 가장 효과적으로 해결할 수 있는 장소일 것이라고 생각하기 때문이다. 실력 있는 의료진들이 모여 있고 효율적인 문제해결 능력이 있다고 믿기 때문이다. 실제로 많은 부분에 있어서 일리가 있는 평가이다. 진료에 능숙하고 연구 의욕이 충만한 의사들이 상대적으로 많이 모여있는 곳이 대형병원이기 때문이다. 대형병원은 또한 최신의 의료장비들을 이용하여 첨단 의료기술들을 시행할 수 있는 장소이기도 하다.

　'능숙한 의료진'과 '첨단 의료기술'이란 일반적으로 근거중심의학 Evidence-based Medicine; EBM에 익숙한 의사들 그리고 EBM을 잘 시행할 수 있는 기술을 의미한다. 대형병원과 의사들이 능숙하고 효율적이라고 평가받은 이유가 바로 근거중심의학에 기인한다고 할 수 있다. 그런데, 아이러니컬하게도, 대형병원 진료실을 불편하고 두려운 곳으로 생각하는 환자들이 적지 않은 이유 역시 대부분 EBM에 그 원인이 있다.

　최신 의료의 혜택을 받을 수 있어 환자들이 선호하는 대형병원 진료실이 좀 더 풍성하고 따뜻한 곳으로 바뀔 수는 없을까? 환자와 의사 그리고 환자 가족들이 따뜻한 체온을 온전하게 나눌 수 있는 공간이 될 수 없을까? 환자의 고통에 공감하고 최선의 해결책을 찾아나가는 좀 더 생산적인 장소가 될 수 없을까?

대형병원 진료실이 따뜻하게 변화하기 위해서는 의사를 포함한 의료진들의 노력이 무엇보다 선행되어야 한다. EBM에 익숙한 의사들이 먼저 따뜻한 인간, '사람 냄새가 나는 의사'가 되어야 한다. 진정 '실력 있는competent' 임상의사란 EBM에 능숙함은 물론 환자나 보호자와 원활하게 소통하고 이들의 고통에 공감하는 능력이 뛰어난 의사, 즉 훌륭한 임상 기술과 올바른 태도를 동시에 가지고 있는 의사이기 때문이다.

## 근거중심의학의 명암

현대의학과 임상연구의 초석이 된 근거중심의학EBM의 개념은 1970년 대 역학자인 데이비드 새켓David Sackett이 처음으로 임상연구의 방법론에 표준화를 획기적으로 도입함으로써 시작되었다. 그는 당시 임상연구가 가지고 있는 다양한 결점들을 명확하게 지적하면서, 임상연구의 설계 와 실행 그리고 무작위 임상시험 결과의 보고를 표준화함으로써 편견 을 줄일 수 있는 방법들을 소개하였다. 또한, 새켓은 의료서비스의 질 과 비용대비 효과 사이의 균형을 명확히 규명하기 위하여, 질병과 장 애들을 원인, 진단, 예후, 예방, 치료 그리고 향후 전망과 개선점에 초 점을 맞추어 체계적으로 분류하였다. 맥마스터 대학에서 캐나다 최초 로 임상역학과를 설립한 새켓은 1970년대 말에 임상 역학의 원칙을 의학과 그 외의 보건분야에 적용하자고 적극적으로 주장하였다. 그는 의학이 온정주의적이고 자기의뢰적인 접근법에서 좀 더 과학적인 접 근법으로 변화할 필요가 있다고 주장하였다. 이와 같이 연구를 윤리적 이고 과학적으로 수행하는 방법은 임상의사들이 의학의 과학적 발전 과 보조를 맞출 수 있도록 돕기 위한 목적으로 시도된 것이었고,Sackett DL and Haynes RB, 1976 결국 EBM은 새켓이 정의한 것처럼 '개별 환자들의 돌봄에 대한 결정을 내릴 때 그 시대에 선택할 수 있는 최선의 근거를 양심적으로 그리고 명확하게 사용하는 방법'으로 발전했다.

EBM을 통해 의학이 환자를 돌보는 사람의 주관적 '의견'에서 벗어 나 연구를 수행할 수 있는 좀 더 믿을만하고 조직적인 방법으로 전환 을 이루면서, EBM에 대한 학계의 승인이 잇따르고 수십 년 만에 마침 내 과학과 의학의 주된 패러다임으로 자리잡게 되었다. 그리고 특히, 과학 아카데미, 의학, 간호학 그리고 생의학 교육시스템의 기본 철학 으로 자리잡게 되었다. 새켓이 정의를 내리고 나서 20여 년이 지난 후

EBM은 북미와 유럽 전체로 퍼져 나갔고, 세계화 추세에 따라 세계보건기구가 임상 과학 발전의 주된 동력으로 인정하기에 이르렀다. 또한, 많은 학술단체들은 근거중심의학을 기초로 진료 가이드라인을 제정함으로써 환자들의 진료를 표준화하기 위해 노력하고 있다. (그림 1)

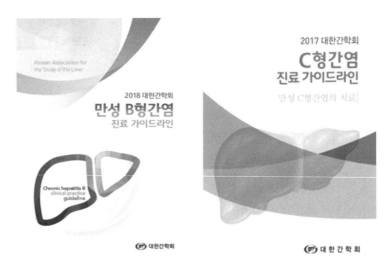

● 그림 1 대한간학회 진료 가이드라인, 대한간학회 홈페이지
대한간학회는 만성 B형과 C형 간염에 대한 진료 가이드라인을 제정해 발표하였다.

애초에 EBM은 단순히 도덕적이고 과학적인 목적으로 시작되었지만, 점차 다른 관련 분야들, 즉 의료관리, 의료경제학 그리고 법률 분야로까지 그 영향력이 퍼져 나가게 되었다. 실제로, EBM에 기초한 권고사항들이 좋은 진료의 기준이 되었고, 후에는 임상의사, 의료 관리 그리고 보험 산업을 위한 의사결정 수단이 되었으며Evidence-Based Medicine Working Group, 1992, 종국에는 법정에서 오진에 대한 클레임으로부터 임상 의사들을 보호하는 수단으로 발전하기에 이르렀다.Goldman J and Shih TL, 2011

이와 같이, 지난 수십 년 동안 EBM은 의료서비스가 온정주의적이고 초인간적/종교적인 접근에서 벗어나 의학의 수준을 높이는데 중요한 역할을 해왔다. 그리고 역사적인 관점에서 보면, 환자들이 의사들의 힘에 대항하고 균형을 이룰 수 있도록 도움을 주기도 하였다. EBM은 그 자체가 내포하고 있는 제한점에도 불구하고, 아직까지 현대의학의 분석적인 장점을 살리고 환자들의 의학적 문제들을 가장 효율적으로 해결할 수 있도록 만들어주는 강력한 무기이다. 따라서 현대의학을 공부하고 익히는 임상의사들은 환자들의 이익을 극대화하기 위해 EBM의 방법론에 익숙해질 필요가 있다.

한편, 최근 들어 EBM을 무조건적으로 신뢰하고 이에 의존하는 임상의사들의 태도에 대해 비판적인 판단을 요구하는 목소리들이 과학계 내부로부터 높아지기 시작하고 있다. 이러한 목소리들 중 하나로서, 역학자이면서 런던 퀸 메리 대학 일차진료 및 공공의료센터의 일차의료과 교수이고 연구영향과 과장인 트리샤 그린할Trisha Greenhalgh은 이렇게 말하고 있다.

"이제 근거에만 의존하는 의사들이 너무 많이 배출되고 영리한 판매 기술로 의사들을 좌지우지하려는 영업사원들이 산업에 배치되는 상황을 바꿀 때가 되었다. 연구에서 얻은 환자에 관한 평균적 사실들이 개별 환자들의 신체와 질환을 관찰하는 것보다 더 비중 있게 이용되어서는 안 된다. 환자의 개인적 경험들(일반적으로 특이하고 주관적이며 표준화하기 어려운)을 수집하고 이들을 조절하는 새로운 과정을 통해 점차적으로 개별 환자들이 각자에게 특화된 맞춤치료를 받을 수 있도록 하는 방향으로 발전해 나갈 것이다.

의학계는 의사결정을 공유하는 과학을 개발해야 한다. 역학적 근거가 제공하는 정보에 기반을 두고 환자에게 무엇이 중요하고 그것을 이루기 위해 어떻게 하는 것이 최선인지에 대한 통합적인 대화와 의사결정이 이루어질 수 있는 전체적 접근법을 개발할 수 있을 것이다. 이렇게 함으로써 우리는 현재의 한계를 뛰어넘는 근거중심의학을 만들고, 환자들의 질환 경험을 존중하면서 훌륭한 진료를 성취할 수 있을 것이다."Greenhalgh T, 2014

환자들의 질환 이야기, 즉 개별 환자들의 스토리에 귀를 기울이는 노력은 의사들로 하여금 환자를 장기organ나 체계system가 아닌 인간human 혹은 개체individual로 볼 수 있도록 한다. 또한, 이러한 과정을 통해 의사들은 질병의 진단과 치료뿐만 아니라 환자의 심리적 혹은 사회적 갈등과 고통에 공감할 수 있으며, 궁극적으로 환자의 질병만을 치료하지 treat 않고 환자를 전체적으로 돌보는care 태도로 자신들의 진료 양식을 전환할 수 있을 것이다.

## 임상의사들에게 필수적인 임상 기술

환자들은 의학적인 문제를 안고 전문적인 도움을 받기 위해 병원을 찾는다. 특히 대형병원에는 복합적인 문제를 가진 환자들이 많이 모인다. 환자들의 의학적인 문제들을 해결하는 데 전문적인 도움을 주어야 하는 임상의사들은 이를 위해 항상 준비되어 있어야 한다. 임상 기술clinical skills에 능숙해야 하고, 이런 기술을 이용해 환자들을 도와줄 의지를 가지고 있어야 한다.

의사들은 의업을 시작할 때 일생을 바쳐 직업적으로 환자를 돕겠다고 엄숙히 선서한다. (그림 2 히포크라테스 선서) 따라서, 의사들이 환자들을 도와줄 의지를 가지고 있음은 믿어주는 것이 순리이다. 그리고 적절한 과정의 의학교육을 받고 시험을 통해 그 능력을 확인받은 사람들에게 의사 면허를 주어 의사의 자격을 인정하기 때문에, 의사들이 기본적인 임상 능력을 가지고 있다고 생각하는 것이 상식적이다.

그러나 의사마다 개인차가 있어 각자 가지고 있는 임상 능력의 수준이 다르고 환자에 대한 봉사 의지도 다양할 수 있음을 우리는 인정할 수밖에 없다. 또한 의사의 경력과 경륜에 따라 임상 능력 수준이 다양할 수 있다는 사실도 우리는 잘 알고 있다. 방대한 양의 의학적 근거들이 광범위하게 빠른 속도로 출현하여 의사들로 하여금 끊임없이 이들을 습득하도록 요구한다. 그러나 의사들이 새로운 지식을 습득하고 관련된 임상 기술을 연마할 수 있는 환경은 충분하지 않다. 따라서, 의사들이 특히 대형병원의 임상의사들이 첨단의 임상 기술에 능숙한 상태로 항상 준비되어있기 위해서는 자기계발을 위해 뼈를 깎는 노력을 끊임없이 계속하여야 한다.

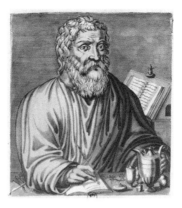

● 그림 2 히포크라테스, 고대 그리스 의학자(B.C. 460?~B.C. 377?)

## 히포크라테스 선서 Hippocratic Oath

의업에 종사하는 일원으로서 인정받는 이 순간에,
나의 일생을 인류 봉사에 바칠 것을 엄숙히 서약한다.
나의 스승에게 마땅히 받아야 할 존경과 감사를 드리겠다.
나의 의술을 양심과 품위를 유지하면서 베풀겠다.
나는 환자의 건강을 가장 우선적으로 배려하겠다.
나의 환자에 관한 모든 비밀을 절대로 지키겠다.
나는 의업의 고귀한 전통과 명예를 유지하겠다.
나는 동료를 형제처럼 여기겠다.
나는 종교나 국적이나 인종이나 정치적 입장이나 사회적 신분을 초월하여
오직 환자에 대한 나의 의무를 다하겠다.
나는 생명이 수태된 순간부터 인간의 생명을 최대한 존중하겠다.
어떤 위협이 닥칠지라도 나의 의학 지식을 인류에 어긋나게 쓰지 않겠다.
나는 아무 거리낌 없이 나의 명예를 걸고 위와 같이 서약한다.

- 제네바 선언의 히포크라테스 선서(송창호, 『해부학의 역사』, 2015)

의학적인 문제를 가지고 병원을 찾은 환자들에게 도움을 주기 위해 의사들이 행하는 임상 기술들과 그것들을 적용하는 과정은 매우 복잡하다. 병력청취, 신체검사, 혈액 등을 이용한 검사실 검사 그리고 다양한 영상검사 등을 통해 임상 자료들을 모으고data collection 이들을 해석interpretation하며, 궁극적으로 임상적 문제들을 판단assessment하고 향후의 진단 및 치료 대책을 수립한다. 이 과정에 의사가 보유한 다양한 임상 기술들이 발휘된다. 이러한 임상 기술들은 심초음파검사나 위내시경검사 같은 테크닉과는 구별된다.

복통 환자가 진료실을 방문했을 때 복통의 원인을 구별해 나가는 과정을 예로 들어 보자. 의사는 복통 환자를 만났을 때 그 원인을 찾기 위해, 가장 먼저 그 유래를 찾으려고 노력한다. 즉, 복통이 내장visceral에서 유래했는지 혹은 복벽parietal에서 유래했는지 구별하려고 노력한다. 내장통은 위장관, 담관, 요로 그리고 혈관 같이 관tube 모양의 장기가 막히거나 염증에 의해 팽창함으로써 관을 구성하는 근육이 압력을 받아 생기는 복통이다. 내장통은 그 위치가 복부의 중간선midline 근처이고 범위가 넓고 애매하며vague in location 간헐적으로 쥐어짜는 듯한 성질을 가진 복통이다. 이때 메스꺼움nausea이나 발한sweating 같은 자율신경계 관련 증상이 흔히 동반된다. 반면에, 복벽통은 복막에 생긴 염증이나 종괴 등에 의해 복막이 자극을 받아 발생하는 복통이다. 이 경우 그 위치가 복부의 중간선에서 떨어져 한쪽으로 치우쳐 있고, 그 범위가 국한되어localized 있으며 환자에게 지속적으로continuous 비슷한 정도의 통증을 준다. 이들을 임상적으로 구별하는 일은 향후에 좀 더 세분화된 진단으로 접근하기 위해 그리고 치료의 방향을 설정하기 위해 대단히 중요하기 때문에 임상의사들은 가능한 한 신속하게 그 가능성을 분석해야 한다.

임상 기술은 내용contents, 과정procedural 그리고 개념conceptual 기술을 포함한다. 복통의 원인을 분석하는 경우, 우선 복통의 발생 기전과 그에 따른 임상 소견이 무엇인지를 알고 있어야 한다. 이러한 의학지식을 습득하는 일이 내용 기술이다. 이러한 의학 지식을 바탕으로 환자로부터 병력을 청취하고history taking, 신체검사physical examination를 시행하며, 검사실 검사laboratory tests와 영상검사imaging 등을 계획하고 자료들을 얻어나가는 일련의 조치들을 과정 기술이라고 한다. 그리고 이렇게 얻은 자료들을 종합하여 문제가 무엇인지를 판단하는 기술을 개념 기술이라고 한다. 이러한 과정이 모두 원활하게 유기적으로 이뤄져야 환자가 가지고 있는 의학적인 문제가 무엇인지를 정확하게 파악하여 궁극적으로 환자에게 이익을 줄 수 있다. 이것이 진료실에서 일어나는 진료의 과정이다.

최상의 진료를 통해 환자의 의학적 문제들을 신속하고 정확하게 파악하여 환자에게 최선의 도움을 주기 위해서 의사들은 임상 기술을 계속 연마해 나가야 한다. 항상 첨단의 최신 의학지식을 습득하기 위해 노력해야 한다. 그리고 적절한 임상자료들을 효과적으로 얻어내는 방법을 터득하여야 하며 얻어낸 자료들을 종합적으로 분석하여 의학적인 문제들을 정확하게 파악하는 기술 역시 갖추고 있어야 한다.

여기에서 특히 강조하고 싶은 임상 기술은 과정 기술이다. 동일한 수준의 의학 지식과 판단 능력을 가진 임상의사들 간에도, 환자로부터 임상자료들을 얻어내는 능력에 큰 차이를 보일 수 있다. 환자의 입장에서 보면, 어떤 의사에게는 고민과 고통을 자세히 말하고 싶은 반면 또 다른 의사에게는 입을 열고 싶지 않을 수 있다. 이 경우, 전자의 의사는 환자의 병력을 효과적으로 청취하고 신체검사를 원활히 진행하여 보다 많은 임상자료들을 얻어낼 수 있는 반면, 후자의 경우에는 중요한 임상자료인 환자의 병력이나 신체검사 자료들을 얻는데 어려움을 겪게 된다. 의사들은 언어적 그리고 비언어적 의사소통 기술을 활용함으로써 이러한 과정 기술을 향상시킬 수 있다. (제2장 참조)

# 임상 결정의 어려움

## 중대한 결정을 마치고

의사들은 매일같이 중요한 판단과 결정을 내려야 합니다. 다양하고 수없이 많은 결심을 신속하고도 정확하게 해내야 합니다. 특히, 그 결정이 되돌릴 수 없는 것이라면 좀 더 진지하고 신중해야 합니다.

어제는 정말 힘들고 중요한 결정을 요구 받았습니다. 의사로서의 판단이 아니고 보호자로서의 결정이 필요했습니다. 아들놈 치열 교정을 위해 멀쩡한 생니를 뽑자고 합니다. 내가 가장 믿고 있는 치과의사의 의견입니다. 몇 달 동안 다른 시도들을 다 해본 끝에 내린 결론이라며 어금니 몇 개를 뽑자고 합니다. 시간을 아끼고 치료효과를 높이는데 그게 최선의 방법이랍니다. 하지만, 한 번 결정하면 돌이킬 수 없는 생니와의 이별이 환자에게 충격일 수 있어서 지금 진중하게 의논을 하는 거랍니다.

어려운 결정일수록 단순하고 쉽게 생각하기로 했습니다. 치료 후 부작용은? 대부분 괜찮을 거랍니다. 치료에 따른 고통은? 크게 문제되지 않는다고 합니다. 치료 시간은? 얼마 걸리지 않고 간단하다고 대답합니다.

스스로 물어 보았습니다. 가까운 후배 치과 의사를 믿는가? 물론입니다. 내 생각에 그는 정말 훌륭한 의사입니다. 그가 나에게 불리한 결정을 할까? 절대 그럴 리 없습니다. 그를 신뢰합니다. 그의 결정에 다른 이익이 있을 수 있는가? 그는 성실하고 올바른 사람입니다. 그럴 가능성은 없으리라 믿습니다.

그렇다면 이건 너무 쉬운 문제입니다. 그의 의견이 옳습니다. 옳을 거라고 확신할 수 있습니다. 이제 아들놈이 그를 믿고 따르도록 찬찬히 설명해주는 일만 남았습니다.

오늘의 중대한 결정에는 믿음이 가장 중요했습니다. 중대 결심에 가장 중요했던 건 역시 신뢰였습니다. 우리 모두가 서로 믿는 사회, 믿을 수 있는 사회이길 바랍니다. 의사로서 내리는 나의 결정들이 환자와 보호자들로부터 언제나 존중되면 좋겠습니다. 그 결정으로 인해 나의 환자들이 좀 더 행복해지면 좋겠습니다.

- 김 박사의 병행기록에서: 결정의 의미를 생각하며

임상의사의 일상은 결정의 연속이다. 환자를 진료하는 동안 수없이 많은 결정을 내려야 한다. 임상자료들을 얻는 과정, 자료들을 분석하여 판단하는 과정 그리고 진단과 치료를 위해 계획을 세우고 실행하는 과정에서 다양한 종류의 임상 결정을 하게 된다. 이와 같이, 의사의 임상 결정은 진료의 매우 중요한 부분을 차지한다.

의사들은 임상 결정을 하는 데 있어서 매우 신중해야 한다. 의사의 임상 판단이 환자의 고통을 덜어줄 수 있고 또 고통을 덜어주어야 하지만 반대로 그 고통을 배가시킬 수도 있음을 명심해야 한다. 복통 환자의 예로 다시 돌아가 보자. 병력을 청취해 보니, 환자는 배꼽 주위에서 간헐적으로 쥐어짜는 듯이 아팠다가 가라앉기를 반복하는 복통을 호소하였다. 복통이 있을 때 메스꺼움이 동반되었다. 신체검사상, 배가 약간 불러 있었고 창자음bowel sound이 감소되어 있었으며, 두드려 보니 배에서 북소리가 났다. 이 경우, 환자의 복통은 장의 배출이 원활하지 않아서(예컨대, 변비 등에 의해) 발생한 내장통visceral pain일 가능성이 매우 높다. 따라서 이 경우에는 장이 팽창한 이유를 찾아내는 검사와 함께 서둘러 장의 내용물들을 배출시켜주는 치료가 시급하다. 그런데 이러한 자료 수집이나 임상 분석을 소홀히 하고 우선 환자의 복통을 완화시킬 목적으로 진통제를 투여한다면 어떻게 되겠는가? 복통을 완화시킬 목적으로 사용하는 대부분의 진통제는 평활근을 이완시키는 작용을 한다. 따라서 환자의 복통은 일시적으로 사라질 수 있다. 그러나 장이 더 팽창하고 장내 압력이 높아져 얼마 후에는 더욱더 심한 복통이 발생한다. 장의 내용물을 배출시키지 않고 계속해서 진통제만 투여한다면 이런 악순환이 계속되어 환자의 고통이 심해질 뿐만 아니라 심각한 합병증을 초래할 수도 있다.

의사들의 임상 결정은 정확하고accurate 적시에timely 이루어져야 하며 환자중심적이어야patient-orient 한다. 정확하지 않으면 환자의 문제를 제대로 파악하여 해결할 수 없고, 적시에 이루어지지 못하면 제때에 적절한 조치를 취할 수 없어서 환자를 도와줄 수 없다. 그리고 환자중심적으로 결정하지 않으면 불필요한 검사나 처지가 행해져서 진료가 왜곡될 수도 있다.

따뜻한 공감중심적 진료실을 만들기 위해서는 특히 '환자중심적' 결정을 내리는 임상의사가 필수적이다. 어떤 결정을 내리기 전에 반드시 "이 결정이 환자를 위한 결정인가? 혹시 나의 이익이나 병원의 이익을 위한 결정은 아닌가?" 되새겨 보아야 한다. 외국의 한 연구 결과에 의하면, 특히 대형병원에서 일하는 의사들이 스스로의 방어를 위해 혹은 병원의 이익을 위해 혹은 보험에 의한 진료의 제약에 따라 임상적 판단과 결정을 내리는 경우가 적지 않다고 한다. 그 결정이 환자에게 이익이 된다면 문제가 되지 않겠지만 그것이 환자의 이익에 반한다면 의사들은 반드시 환자들의 이익을 위하여 양심적으로 결정해야 한다고 믿는다. 현실적인 어려움이 있겠지만 최소한 장기적으로 환자들의 이익이 실현되도록 의사들이 최선의 노력을 다해야 할 것이다.

## 단지 바라는 것은……

오늘 병실에서 환자 한 분이 퇴원하셨습니다. 병이 나아서 즐거이 가신 것이 아닙니다. 다음에 만날 날을 약속하고 가신 것도 아닙니다. 약을 드리겠다는 의사의 이야기에도 눈길을 주지 않고 가셨습니다.

환자 분은 최근에 갑자기 오른쪽 갈비뼈 아래에서 통증을 느꼈습니다. 3년 전에 B형 간염 바이러스 보유자라는 얘기를 들은 적은 있었지만 정기적으로 검사하지 않으셨습니다. 초음파 검사를 받았더니 간 속에 '덩어리'가 있었습니다. 그리고 정밀 검사를 받기 위해 '큰 병원'을 찾으셨습니다.

간암으로 확진되었습니다. 그러나 다행스러운 것은 환자의 간기능이 양호했습니다. 체력이나 영양 상태도 좋았습니다. 다른 장기도 튼튼했습니다. 어떤 치료라도 잘 견뎌내실 것으로 의사들은 판단했습니다. 종양의 크기도 크지 않았습니다. 간 밖으로 종양이 퍼져나간 증거도 없었습니다. 치료를 잘 받으면 결과가 좋을 것으로 판단되었습니다.

그런데 오늘 환자 분은 가셨습니다. "간암에 걸리면 3개월밖에 못산다"고, "간을 건드리면 병이 더 나빠진다"고, "간에는 약이 없다"고 하셨습니다. "기도로 나을 수 있다"고 하셨습니다. "녹즙을 먹어 보겠다"고 하셨습니다. "그러다가 안 되면 조용히 마지막을 준비하겠다"고…… 안타까운 일입니다. 그게 아닌데……

5년 전, 한 달 간의 심한 우울증에 시달리다가 열심히 치료 받고 이젠 안정되어 정기 검진만 받으며 바쁘게 일하고 계시는 모 회사 과장님. "애기가 이제 초등학교에 들어갔다"며 당신의 고통을 남의 얘기인 양 태연하게 풀어놓던 모 이사님. 환한 얼굴들이 머릿속을 스쳐갑니다. 엊그제는 대전에 사는 김 노인께서 다녀가셨습니다. 처음 병원에 오셨을 적에 이미 심장까지 종양이 퍼져 있어 의사들을 난감하게 만드시더니…… 엊그제는 "4년 전 치료를 시작할 땐 몇 안 되던 흰머리가 요즘에 부쩍 늘었다"고 걱정하셨습니다.

그런데 오늘 그 환자 분은 가셨습니다. 화가 난 얼굴은 아니었습니다. 고통스런 모습도 아니었습니다. 그냥 가셨습니다. 표정도 없이. 내 설명이 부족했을까? 앞일에 대한 막연한 불안일까? 현대의학에 대한 불신일까? '특효약'을 선전하던 이들의 유혹 때문일까? 통설에 대한 확고한 믿음일까? 단지 중대한 결심을 위해 시간이 필요하셨던 걸까?

저는 그 분이 다시 진료실 문을 열고 들어서실 것으로 믿습니다. 그땐 치료의 어려움을 잘 참아내고 한층 건강한 모습을 되찾을 수 있도록 정성껏 도울 것입니다. 단지, 시간 때문에 혹은 잘못 선택한 '보약' 때문에 병이 악화되어 있지 않기를 빌 뿐입니다. 수많은 환자 분들이 겪었던 이야기입니다. 많은 분들은 당시의 어리석었음을 멋쩍어 했었습니다. 그리고 지금은 새로 얻은 삶을 아껴가며 살고 계십니다.

빈 침상을 바라보면서 반복되는 슬픔을 느낍니다. 환자의 아픔을 공감해야 훌륭한 치료자가 된다고 말씀해 주시던 은사님들의 가르침과는 거리가 있는 현실입니다. 간암은 치료되지 않는다는 잘못된 통념과 '무엇 무엇이 만병통치약'이라는 그릇된 상혼이 혹은 기도만 하면 다 낫는다는 오도된 신앙이 오늘 그에게 현대의학을 거부하게 만들었습니다.

그러나 더 많은 환자 분들은 참으로 열심히 치료를 받고 계십니다. 질병이 주는 고통과 용기 있게 맞서고 계십니다. 간절히 기원합니다. 자기의 이익을 위해 남의 건강을 담보로 하는 일만은 절대로 이 사회에서 없어졌으면……
아픈 사람에게 또 다른 고통을 더해주는 일만은 제발 없었으면……

- 김 박사의 병행기록에서: 흔들리는 의사 - 환자 관계를 안타까워하며

의사가 일단 환자에게 유익한 임상적 결정을 내렸다고 하자. 이를 실천하여 궁극적으로 환자에게 이익을 주기 위해서는 또 한 가지 중요한 단계를 거쳐야 한다. 환자와 보호자들을 설득하여 유익한 임상 결정을 따르도록 하는 과정이 필수적이다.

일반적으로 의사들은 임상적 판단에 도달한 후에 환자와 보호자들에게 설명하고 그들을 설득하는 시간을 충분히 갖는다. 그러나 의사로부터 설명을 들은 후 환자와 보호자들이 보이는 반응은 매우 다양하다. 어떤 의사의 판단과 권고는 잘 따르지만 또 다른 의사의 충고는 아

예 무시하기도 한다. 이런 현장은 병원에서 흔히 목격된다. 임상의사가 온갖 지식과 기술을 동원하여 환자를 위한 임상 판단을 하고 환자중심적 사고를 통해 환자에게 가장 유익한 치료법을 권했는데, 끝내 환자와 보호자들의 동의를 얻지 못하여 환자가 다른 선택을 하게 된다면 이는 크나큰 불행이 아닐 수 없다. 의사와 환자 모두 쓸데없이 시간과 노력을 낭비한 셈이고, 도움을 받기 위해 병원을 찾은 환자에게 아무런 해결책이나 이익을 제공하지 못했기 때문이다. 따라서 실력 있는 임상의사는 훌륭한 **설득 기술**을 가지고 있어야 한다. 올바른 결정을 내린 후에 환자와 보호자들이 이 결정을 존중하고 따라올 수 있도록 설득해야 한다. 이는 의사와 환자 모두를 위해서 반드시 필요한 기술이다.

　　타인을 설득하는 방법과 기술에 대하여 지금까지 많은 이론과 방법들이 제시되어 왔다. 그러나 많은 이론들 중에서 가장 고전적이면서도 많은 의미들을 간략하게 설명하는 전략이 아리스토텔레스의 로고스Logos, 파토스Pathos 그리고 에토스Ethos 개념이다.*Aristotle's "Rhetoric"*, 1994 (그림 3, 4)

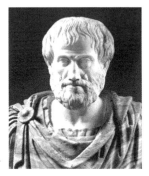

● 그림 3 아리스토텔레스, 고대 그리스 철학자(B.C. 384~B.C. 322)

**로고스**는 논리를, 특히 상대방에게 명확한 증거를 제공하기 위한 논리를 의미한다. 아리스토텔레스는 인간이 이성적인 존재이기 때문에 무언가를 결정하는 데에 합리적인 근거가 필요하다고 말한다. 논리와 증거를 제시하지 못하면 타인을 설득할 수 없다고 말한다. **파토스**는 듣는 사람의 심리 상태를 말한다. 심리 혹은 감정 상태는 설득에 큰 영향을 미친다. 즐겁고 호감을 느끼고 있을 때와 고통스럽고 적의를 가지고 있을 때의 판단은 크게 다르기 때문이다. 마지막으로, **에토스**는 설득하는 사람의 인품, 신뢰도, 진실성 등을 의미한다. 기본적으로 말하는 이를 신뢰해야만 설득이 가능하다고 아리스토텔레스는 말한다.

아리스토텔레스는, 다른 사람들을 성공적으로 설득하려면, **에토스**, **파토스** 그리고 **로고스**의 순서로 접근하라고 말한다. 우선 호감도와 진정성 그리고 신뢰도를 높이고(에토스: 인성적 접근), 감정에 호소하여 마음을 움직임으로써 상대방이 받아들일 심리상태가 되었을 때(파토스: 감성적 접근), 통계자료, 역사적 사실 혹은 전문가 의견들을 이용하여 논리적으로 그리고 이성적으로 상대방을 설득(로고스: 이성적 접근)하라고 가르친다.

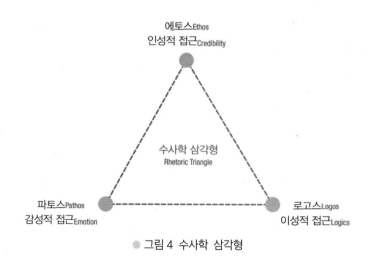

● 그림 4 수사학 삼각형

임상의사가 환자와 보호자들에게 설명하고 설득하는 현장으로 돌아가 보자. 가장 먼저, 환자와 보호자들이 의사를 신뢰하고 있는지를 확인할 필요가 있다. 의사의 말이 진실되고 의사가 자신들을 위한 결정을 내려줄 것이라고 그리고 의사가 자신들의 의학적인 문제를 해결해 줄 수 있는 전문가라고 생각하는지 여부에 따라 신뢰도가 좌우된다. 한편, 의사들은 환자와 보호자들로부터 신뢰를 얻기 위해 자신들의 임상적 판단이 환자를 위한 것인지, 현재 선택할 수 있는 최선의 방법인지, 사실을 과장하거나 감추고 설명하고 있지는 않은지를 스스로 점검할 필요가 있다.

다음으로, 의사는 환자와 보호자들의 아픔이나 감정에 공감해야 한다. 환자가 담당의사를 '내 편'이라고 믿는 과정이 성공적 설득에 필수적이기 때문이다. 이러한 공감은 말을 통해 전달될 수 있지만, 비언어적 방법, 즉 눈빛, 제스처, 스킨십 등을 통해서도 표현된다.

이렇게 일단 의사가 환자와 보호자들의 신뢰를 얻고 환자의 아픔에 공감하면 환자와 보호자들로부터 동의를 얻는 일은 비교적 수월하다. 성실하게 논리적으로 설명하기만 하면 된다. 이미 환자와 보호자들은 담당의사가 자신들을 위해 최선을 다해 주리라 그리고 의사와 병원으로부터 의학적 도움을 받을 수 있으리라 확실히 믿고 있기 때문이다.

# 의학적 설명: 진실과 거짓 사이

## 난감한 부탁

신사 한 분이 진료실로 들어왔습니다. 이마에 근심이 가득했습니다. 손에는 서류와 함께 엑스레이 봉투가 쥐어져 있었습니다. 조심스레 말을 꺼냈습니다. 어느새 눈가엔 물기가 비칩니다.

당신이 환자가 아니라고 합니다. 고생하신 아버님께서 간암으로 진단받으셨답니다. 이젠 좀 편안하게 모실 수 있을까 했는데…… 신사는 어깨마저 늘어뜨립니다.

무엇보다 걱정은 이 병을 사실대로 말씀드렸을 때 아버님께서 받으실 충격이라고 얘기합니다. 지레 치료를 포기하실까 두렵다고 합니다. 아버님께서 겪으실 신체적 아픔보다 당신에게 닥칠 정신적 고통이 더 무섭다고 합니다. 원래 깔끔한 성격이시니 불보듯 뻔한 일이라 합니다. 아버님에게는 사실을 감추어 달라고 당부합니다.

난감한 부탁입니다. 아드님의 걱정은 이해되지만 환자의 치료 역시 중요합니다. 사실을 감추기만 할 수 없는 이유입니다.

우선 아버님을 진료실로 모시도록 권했습니다. 상태를 정확히 살핀 연후에 다시 의논하자고 했습니다. 환자 입장에서 최선의 선택이 무엇인지 함께 살피자고 했습니다.

- 김 박사의 병행기록에서: 의학적 설명의 어려움을 느끼며

환자나 가족들에게 심각한 질병에 대해 설명하려고 할 때 의사의 마음은 매우 복잡하고 무겁다. 환자와 가족들이 어려운 질병에 대해 의사의 설명을 들은 후 절망하는 모습을 옆에서 지켜볼 때면 의사들은 더욱더 괴롭다. 어떤 말로도 위로하기 힘든 현장이다. 원치 않지만 누구라도 겪을 수 있는 고통들 가운데 하나가 질병이다. 대형병원엔 중

한 질병을 가진 분들이 많이 방문한다. 질병을 확인한 후에 가족들과 의사들은 질병에 대해 환자에게 진실을 알려줄 것인지 아니면 당분간만이라도 사실을 숨기는 것이 환자를 위해 나은 일인지에 대해 고민하게 된다. 많은 가족들은 환자에게 진단에 대해 말하지 말아 달라고 의사들에게 요청한다. 환자를 사랑하는 마음이다. 환자에게 심한 정신적 고통을 주지 않고 싶은 마음이다. 하지만 환자의 가족들은 그런 요청을 하면서도 그것이 과연 환자를 위한 일인지에 대해 확신을 갖지 못하는 경우도 많다.

심각한 의학적 문제를 가지고 있는 환자들에게 사실을 설명하고 궁극적으로 환자들이 최선의 치료를 받을 수 있도록 설득하는 방법은 쉽지 않을 뿐만 아니라 획일화할 수도 없다. 일반적인 대인관계에서는 서로 진실을 말하고 상호 간에 신뢰를 보내는 것이 도덕적으로 옳다. 생명윤리적 측면에서도, 환자들이 사실을 제대로 알고 치료과정에 동의를 할 수 있도록 하기 위해 진실을 말해주어야 한다. 하지만 임상의사와 돌보미들이 환자를 위해 혹은 환자의 심적 평화를 위해 사실을 있는 그대로 말하는 것이 옳은지 고민하게 되는 경우가 있다. 임상의사가, 순수하게 선의를 가지고, 환자의 건강을 촉진하고 닥칠 수 있는 위해를 예방하기 위해 진실을 모두 환자에게 말해주는 것이 최선인지 숙고하게 되는 상황도 있을 수 있다. 즉, '거짓말의 도덕성' 문제를 고민할 필요가 생기기도 한다. 독일 철학자 임마누엘 칸트Immanuel Kant는 상황에 따라 선의의 거짓말이 받아들여질 수 있다고 주장한다. 그러나 거짓말하는 행위 주체가 그것이 최선의 안녕 상태를 가져올 것이라고 판단했을 때에만 제한적으로 허용되어야 한다고 말하고 있다.Kant I 저, 최재희 역, 『실천이성 비판』, 2018

많은 환자들은 스스로 병에 대해 정확한 설명을 듣기를 원한다. 의사와 가족들이 이를 숨기려 해도 환자들은 이내 자신의 상태가 위중함을 알게 된다. 주위 사람들의 걸음걸이에서, 감출 수 없는 공기의 무게에서 그리고 반복되는 악마의 괴롭힘에서 머지않아 자신이 맞서야 하는 상대를 알아채게 된다. 필자의 개인적인 경험에 비추어보면, 덤덤하게 자신의 중한 진단에 대해 의사에게 직접 물어보는 환자들은 이미 어떤 고난도 받아들일 준비가 된 환자들인 경우가 많다. 어떤 결과도 인정하고 스스로 겪어내겠다고 생각하는 환자들은 모든 진실을 있는 그대로 듣고 싶어 하는 것 같다. 따라서 처음부터 환자들에게 모든 사실들을 상세하게 설명하는 것이 과연 바람직한가에 대해서는 다양한 의견이 있을 수 있지만, **들을 준비가 된** 환자들에게는 진실을 숨김없이 말해주는 것이 옳을 듯하다. 그렇지 않으면 그들은 의사와 가족들마저 **내 편**이 아니라고 느낄 수 있다. 자신에게 진실을 숨긴 의사와 가족을 더 이상 믿을 수 없기 때문이다. 어려운 시간이 가까워 올수록 환자는 더욱더 외로워질 수 있다. 괴로움에 더해 외로움까지 느끼게 될 수 있다. 그렇기 때문에 이들에게 의사와 가족들은 언제나 환자의 손을 따뜻하게 잡아주는 **친구**로 남을 필요가 있다.

많은 환자들은 자신에게 중한 질병이 찾아왔음을 듣더라도 오히려 힘을 내서 맞설 준비를 한다. 침착한 환자들은 의사들이 자신을 위해 힘써 노력한다는 사실을 금세 알아채고 꿋꿋하게 질병과 맞선다. 더 열심히 치료를 받고 어려움을 이겨낸다. 이런 환자들은, 비록 힘든 싸움 끝에 마지막을 맞을지라도, 어렵지 않게 마음의 평화를 찾는다. 함께 해준 의사와 가족들에게 감사의 말까지 남기기도 한다. 투병 중에 혼자가 아니었음을 감사한다. 남겨진 시간 동안 선하게 지낼 수 있었던 것이 스스로에게 위안이었다고 고백한다.

결론적으로, 의사와 환자 그리고 환자 가족들이 모든 경우에 동의하는 지점, 즉 어느 정도까지 환자가 진실을 알아야 하는가 하는 문제에 대해 의견이 하나로 수렴되는 절대적인 지점은 존재하지 않는다.

따라서 이 문제에 대해서는, 각각의 사례에 따라 가능한 한 최선의 도덕적 선택이 고려되어야 한다고 결론을 내릴 수밖에 없을 것 같다.

# 나 하나 꽃피어

조동화

나 하나 꽃피어
풀밭이 달라지겠냐고
말하지 말아라.

네가 꽃피고 나도 꽃피면
결국 풀밭이 온통
꽃밭이 되는 것 아니겠느냐?

나 하나 물들어
산이 달라지겠느냐고도
말하지 말아라.

내가 물들고 너도 물들면
결국 온 산이 활활
타오르는 것 아니겠느냐?

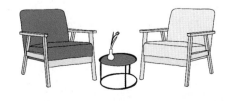

# 참고문헌

송창호, 『인물로 보는 해부학의 역사』, 정석출판, 2015

Burnyeat M, Enthymeme: Aristotle on the Logic of Persuasion, In Furley DJ and Nehamas A (eds.), *Aristotle's "Rhetoric": Philosophical Essays*, Princeton University Press, Princeton New Jersey, USA. 3-56, 1994

Evidence-Based Medicine Working Group, Evidence-based medicine. A new approach to teaching the practice of medicine, *JAMA* 268(17): 2420-2425, 1992

Goldman J, Shih TL, The limitations of evidence-based medicine-applying population-based recommendations to individual patients. *J Ethics* 13(1):26-30, 2011

Greenhalgh T, Is evidence-based medicine broken? Project Syndicate: the world's opinion page 2014, http//www.project-syndicate.org/ commentary/is-evidence-based-medicine-broken-by-Trisha-greenhalgh-2014-10, 2014

Kant I 저, 최재희 역, 『실천이성 비판』, 박영사, 2018

Marini MG 저, 정영화·이경란 역, 『이야기로 푸는 의학』, 학지사, 2020

Sackett DL, Hynes RB (eds.), *Compliance with therapeutic regimens*, Johns Hopkins University Press, Baltimore, MD, USA, 1976

# 04

# 김 박사님, 우리의 김 박사님

## 실력 있는 임상의사

공감 클리닉에는 반드시 '실력 있는competent' 의사가 있어야 한다. 실력 있는 의사가 있어야 진료실이 따뜻해진다. 실력 있는 의사가 있어야 환자의 의학적 문제들을 효율적으로 해결할 수 있다. 그래야 진료실이 존재하는 의미가 있다. 그러면 누가 진정 실력 있는 의사인가? 말할 것도 없이 우선 임상 능력이 뛰어나야 한다. 그러나 임상 능력만으로는 부족하다. 환자와 공감하고 소통할 수 있어야 한다. 환자가 내편이라고 생각할 수 있는 의사가 진정 실력 있는 의사일 것이다.

환자들은 실력 있는 의사를 원한다. 의사들도 실력 있는 의사가 되기 위해 최선을 다해 노력하고 있다. 그러나 세상에는 다양한 모습의 그리고 다양한 능력을 가진 의사들이 존재한다. 물론, 우리 모두가 바라는 의사, 임상 능력이 뛰어나면서 환자와 공감하고 소통하는 능력도 탁월한 의사들이 적지 않다. 그러나 임상 능력은 뛰어나지만 공감 능력이 부족한 의사, 마음은 따뜻하지만 임상 기술이 부족한 의사, 그리고 임상 능력과 공감 능력이 모두 부족한 의사들도 존재하는 것이 현실이다. 의사에게 임상 기술과 공감 능력이 모두 부족하면 애당초 진료할 준비가 되어 있지 않은 상태이다. 마음은 따뜻하지만 임상 능력이 없는 경우는 끝내 환자의 의학적인 문제들을 전문적으로 해결할 수 없기 때문에 임상의사로서 적절하지 않다. 임상 능력은 있으나 공감과 소통 능력이 부족한 경우에는 환자들의 의학적 문제들을 잘 파악할 수는 있으나 궁극적으로 환자들에게 이익을 주거나 진정 환자들을 도와주기 힘들다.

더욱이, 의학적으로 생명을 연장할 수 없는 환자들, 소위 '말기' 환자들을 돌보는데 있어서 환자 그리고 보호자들과의 공감과 소통은 진료 현장에서 아무리 강조해도 지나치지 않다. '말기' 환자들과 그들의 보호자들은 한없는 슬픔과 절망감 그리고 헤어날 수 없는 공포와 괴로움 속에 빠져있기 마련이기 때문이다. 더군다나 닥친 불행이 본인의 '죗값'이라고 생각하는 환자들은 끝없는 우울증의 함정에서 빠져나오기 힘들다. 아무에게도 마음을 열지 않으려 하고 아무에게도 도움을 청하려 하지 않는다. 그 결과 이중 삼중의 고통을 오로지 홀로 감당하는 안타까운 모습을 보인다. 찾아온 불행을 받아들이지 못하여 만나는 누구에게나 닥치는 대로 '화풀이'하는 환자들도 있다. 그들에게 세상은 그저 원망의 대상인지 모른다. 이런 환자들 역시 마음이 몹시 시끄럽다. 잠시도 평화로울 수 없다. 이들에게는 특히 병원, 의료진 그리고 모든 진료가 불만의 대상이기 십상이다.

의사의 입장에서 심한 우울증에 빠졌거나 의료진을 적대시하는 환자들을 대하는 일은 매우 어렵고 피하고 싶은 일들 중 하나일 것이다. 의사들에게 이런 감정이 생기면 흔히 사무적이거나 방어적인 진료를 하기 쉽다. 차분하게 환자를 위한 결정을 내리기가 쉽지 않다. 그렇게 되면, 환자들은 진료에 대해 더 큰 불만을 가지게 되고 의료진을 더욱 더 불신하게 될 것이다. 이러한 악순환의 고리는 반드시 끊어야 한다. 그리고 그 해법의 중심에는 미음이 따뜻한 의사, 공감과 소통 능력이 뛰어난 진정 '실력 있는' 의사가 있다.

2007년에 MBC에서 인기리에 방영된 의학드라마 <하얀거탑>에 '능력 있는' 의사 장준혁(김명민 분)이 나온다. 그는 대학병원의 외과 부교수로서 간담췌 분야의 수술에 능숙하다. 스스로 자신의 기술이 최고라고 생각하고 항상 동료들에게 오만하다. 환자를 회복시키고 환자의 마음에 평안을 주는 것보다 질병을 정복하고 자신의 실력을 인정받는 일에 관심이 많다. 2011년에 KBS2에서 방영된 드라마 <브레인>에서도 비슷한 유형의 의사가 등장한다. 신경외과 전공의인 이강훈(신하균 분) 역시 의술은 뛰어나지만 마음이 차가운 의사로 그려진다. (그림 1) 그리고 두 인물 모두 출세지향적으로 자신들의 출세를 위해 온갖 수단을 동원한다. 이와 같이 **능력은 있으나 마음이 차가운** 의사들이 드라마에 자주 등장하는 데에는 그럴 만한 이유가 있을 것이다. 의술이 뛰어난 의사를 만난 후에도 여전히 우리 마음속에 허전함이 남아있기 때문은 아닐까? 임상 기술이 탁월하여 환자들의 문제를 만족스럽게 해결해주면서도 환자들의 마음에 위로와 평안을 가져다줄 수 있는 이상적인 의사를 우리가 기다리고 있기 때문은 아닐까? <브레인>에서 이강훈은 자신이 환자들에게 냉정하게 대하는 이유에 대해 '쓸데없는 희망을 주지 않기 위해서'라고 말한다. 그러나 강훈의 후배 의사인 지혜는 자신의 경험을 회상하면서 의사가 "미안하다. 함께 잘 해 보자" 이렇게 말해주는 것에서 큰 위로를 얻었다고 반론을 편다.

<브레인>에서 강훈을 변화시키는 역할은 김상철 교수(정진영 분)에게 주어진다. 그는 누구에게도 뒤지지 않는 의학기술을 가지고 있으면서도 온화한 성품의 소유자이고 언제나 동료 의사들을 존중한다. 제자들에게 엄격하지만 예의를 갖출 줄도 안다. 더욱이 환자와 보호자들의 몸과 마음을 돌보는데 매우 따뜻하다. 언제나 "우리 함께 싸워봅시다"라고 말한다. 환자와 보호자들은 김 교수를 **내 편**이라고 생각한다. 작가는 우리 모두가 기다리고 있는 임상의사의 모습을 그리고

있다. 의학적인 능력이 충분하면서도 마음이 푸근한 의사, 언제나 환자 편에 서있는 의사, 진정 **실력 있는** 의사의 모습을 그리고 있다.

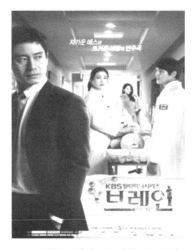

● 그림1 드라마 <브레인> 포스터
신경외과 전공의 이강훈은 '능력은 있으나 차가운 의사'로 그려진다. 우리가
기다리는 '내 편' 의사를 그리기 위한 포석이다.

　의사는 상태가 좋지 않은 어떤 환자를 만나더라도 그가 '말기'이기 때문에 더 이상 그에게 아무 도움도 줄 수 없다고 섣불리 판단하지 말아야 한다. '아무 도움도 필요 없는' 그런 환자는 이 세상에 존재하지 않기 때문이다. 아무리 현대의학에 의해 완치나 수명 연장을 기대할 수 없는 환자들이라 할지라도 그들에게는 반드시 의사들이 도와줄 수 있는 그리고 도와주어야 하는 일들이 있다. 환자들은 언제까지나 어떤 상태에서나 의사와 병원의 도움이 필요하고 그 도움을 청할 권리를 가지고 있다. 따라서 의사들은 수명 연장이 어려운 환자들이라 할지라도 아니 그러한 환자들에 대해서는 더욱더 따뜻한 배려와 관심을 가져야 한다.

## 어느 중년 여인의 기막힌 눈물 이야기

세상엔 다양한 종류의 눈물이 있습니다. 내용물이 똑같은 눈물에 담긴 의미 역시 하늘과 땅 차이입니다. 태어나서 세 번밖에 울지 말아야 한다는 사나이의 아껴두었던 눈물, 아비의 꾸중을 피하려는 딸애의 애교 섞인 눈물, 남정네의 억센 우격다짐보다 훨씬 강한 여인의 말 없는 눈물, 못나게 살았던 자신을 호되게 질책하는 어떤 이가 참회하며 흘리는 눈물, 말도 안 되는 고집을 부릴 때 등장하는 떼쟁이의 막무가내 눈물, 표현할 수 없는 기쁨으로 넘쳐나는 감격의 눈물, 초저녁에 텔레비전 드라마를 보다가 맥없이 흘리는 제 아내의 의미 모를 눈물까지 이루 헤아릴 수 없이 많은 눈물들이 모여 있는 곳이 바로 우리네 세상입니다.

어느 여인이 있었습니다. 그녀에겐 열 살 그리고 일곱 살 두 아들이 있었습니다. 믿음직하고 든든한 남편도 있었습니다. 여느 아내들처럼 애들 나무라고 남편의 이른 아침을 마련하며 그녀는 부족한 듯 느껴지는 행복에 그래도 젖어 살고 있었습니다. 조금 늦은 남편의 승진에 바가지도 긁고 아침잠이 많은 아들놈을 구박하기도 했지만 그녀는 느긋한 평안을 즐기고 살았습니다.

그러던 어느 날 하늘이 무너지는 소리를 들었습니다. 작년에 겨우 과장이 된 남편이 피를 토하며 쓰러지고 말았습니다. 병원으로 실려가 겨우 정신을 차린 남편에게 이번엔 간암이란 진단이 내려졌습니다. 슬픔이 지나치면 말을 막습니다. 그녀는 아무 말도 못했습니다. 묵묵히 남편의 손을 잡아 주었습니다. 자신도 모르게 흐르는 눈물이 느껴지면 맥없이 하늘에 시선을 주어 버렸습니다. 반복해서 찾아오는 고비를 맞으면서도 그녀는 전혀 자세를 흩뜨리지 않았습니다. 남편이 일 년 반 동안 병마와 싸우며 고통을 겪는 가운데서도 그녀는 당황하는 모습을 한 번도 보인 적이 없었습니다. 어느 땐가 단 한 번 남편이 겪어온 고생을 이야기하면서 그녀가 손수건을 꺼낸 적은 있었습니다. 그때도 그녀는 소리를 내지 않았습니다.

어쩔 수 없이 사랑하는 이를 하늘로 보낼 때 그녀는 두 아들을 병원으로 데려왔습니다. 하늘의 인연을 확인시켜 주었습니다. 그리곤 남편의 눈을 지그시 감겨 주었습니다. 하얀 천이 그를 덮은 후에야 비로소 그녀는 자리에 주저앉고 말았습니다. 아들마저 내보낸 후에야 그녀는 눈물을 흘렸습니다. 그제서야 그녀는 소리 내어 울었습니다.

　너무도 기가 막혀 얼어버린 눈물, 사랑하는 이에겐 차마 보여줄 수 없었던 눈물, 자신보다 아픈 이를 배려하는 눈물, 끝까지 약속을 지키려 한 아름다운 여인의 깊디깊은 눈물입니다.

- 김 박사의 병행기록에서: 말기 환자의 손을 좀 더 따뜻하게 잡아주리라 결심하며

　최소한 우리 의사들이 환자를 통증이나 호흡 곤란의 고통으로부터 벗어나도록 도와줄 수는 있지 않을까? 환자의 손을 잡아주고 따뜻한 미소를 보냄으로써 오늘밤 그가 단잠에 들 수 있도록 도와줄 수 있지 않을까? 고통 속에 있는 환자와 마음을 맞추어 그를 외롭지 않도록 만들 수 있지 않을까? 이런 의사가 진정 '실력 있는' 의사가 아닐까?

　환자가 의사를 '내 편'이라고 생각하면, 환자는 의사가 내미는 손을 잡기 마련이다. 의사의 위로에 힘입어 약물의 도움 없이도 단잠을 이룰 수 있다. 의료진과 병원 그리고 자신에게 행해지는 진료를 신뢰하고 고마운 생각을 가지면, 종국에는 평화로운 마지막을 기꺼운 마음으로 맞이할 힘도 생길 수 있다.

　우리에겐 정말로 **실력 있는** 의사가 필요하다. 임상의사들 그리고 임상의사가 되려는 사람들은 반드시 실력 있는 의사가 되어야 한다. 임상 기술에 능숙하여 가장 효율적이면서도 환자중심적인 임상 결정을 내리고 이를 실천할 수 있는 의사, **사람 냄새가 나면서도 능력 있는** 의사가 되어야 한다.

# 기도하는 의사

## 제발 은영이를 살려주십시오!

은영이는 오늘, 집에 잠시 다니러 갑니다. 할아버지께서 제일 반기실 거라고 했습니다. 겨우 30Kg밖에 되지 않는 몸을 이끌고 은영이는 오늘 퇴원을 합니다. 은영이는 이제 겨우 열여덟의 여고생입니다. 하나님! 진정 그녀를 데려가시렵니까?

그녀가 병원에 처음 오던 날, 공포와 아픔으로 세상을 증오하던 은영이를 당신께서는 보지 않으셨습니까? 아무에게도 눈을 맞추지 않던 그녀의 몸부림을 보지 않으셨습니까? 산산이 부서지는 꿈 조각을 내던져 버리던 그녀의 크디큰 눈망울을 보지 않으셨습니까? 창밖으로 저주를 퍼붓던 일그러진 입술을 보지 않으셨습니까? 열여덟의 어린 나이에 얻은 짐이라기엔 너무나도 엄청난 병마가 은영이의 몸속에 도사리고 있음이 밝혀지던 날, 저는 당신이 한없이 잔인하게 느껴졌습니다. 당신께서는 이겨낼 만큼의 시련만을 준다고 하지 않으셨습니까? 이 아픔이 가녀린 은영이에게 너무 무겁다고 생각하지는 않으십니까?

어젠 은영이가 밝게 웃어 주었습니다. 함께했던 우리 의사들에게 그리고 당신의 자비에…… 그녀의 눈가에 더 이상의 증오나 저주는 없었습니다. 유난히도 맑은 눈동자에 초점이 분명해졌습니다. 열심히 싸울 준비가 되어 있었습니다. 집에 가면 몸무게를 늘려오겠다고 했습니다. 그동안 그녀는 어려운 싸움을 잘도 이겨내 주었습니다. 그러나 저는 아직도 당신의 뜻을 모르겠습니다. 이제 겨우 밤마다 찾아오던 아픔은 사라졌지만 언제 또다시 평안한 잠을 빼앗아갈지……

저는 당신께서 제게 위임하신 작은 도움밖에 은영이에게 줄 것이 없습니다. 은영이가 다시 친구들과 재잘거릴 수 있을지도 저는 알 수 없습니다. 그러나 그건 저의 몫이 아닙니다. 당신께서 제게 주신 지식이 한 줌뿐이고 은영이는 아니 우리 모두는 당신의 손에 달려있기 때문입니다.

오! 하나님! 진정 은영이를 벌써 데려가시렵니까? 그녀는 이제 열여덟입니다. 당신께서는 그리도 잔인하십니까? 진정 그녀의 해맑은 눈동자를 아끼지 않으십니까? 하나님 제발, 제발 은영이를 살려주십시오!"

- 김 박사의 병행기록에서: 의사로서 무력한 자신을 돌아보며

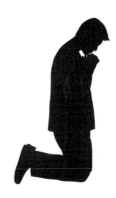

● 그림 2 기도하는 의사

의사는 항상 기도한다. 사랑하는 환자를 위하여 그리고 더 나은 미래의 임상 기술을 위하여……

존경하는 교수님 한 분이 생각난다. 지금은 은퇴하시어 의업을 접으신 분이다. 교수님께서는 근거중심의학을 철저히 실천하셨고, 또한 유달리 환자들을 가족같이 사랑하셨다. 후학들의 교육에도 정열적이셨고 동료 교수들에게도 온정적이셨다. 예전에 열정을 다해 진료하실 적에는 매일같이 아침마다 기도를 하셨었다. 나는 기도의 내용을 정확하게 알지 못한다. 처음에는, 최첨단의 현대의학을 연구하고 실천하시는 분께서 그렇게 열심히 기도하시는 모습이 의아스러웠다. 그러나 지금은 그 기도의 제목을 짐작할 수 있을 것 같다.

사랑하는 환자들을 위해 가장 먼저 기도하셨을 것이다. 그리고 미래의 의학과 후학들의 성취를 위해 기도하셨으리라. 다음으로, 동료

의사들의 화합과 병원의 발전을 위해서도 기도하셨을 것이다. 그러나 요즘 들어 내게 드는 생각은 그렇게 아름다운 것만은 아니다. 교수님께서는 아마도 당신 자신의 괴로움과 갈등 때문에 매일 기도할 수밖에 없었을지 모른다는 생각이 든다. 그토록 사랑하는 환자들이 당신에게 신뢰와 존중을 보내주지 않았을 때 교수님께선 기도가 필요했을 것이다. 환자들에게 도움을 주고자 애썼지만 의료체계의 제약에 막혀 눈물을 흘려야 했을 때 당신께선 두 손을 모아야 했으리라. 첨단 의료를 시행했음에도 불구하고 환자에게 도움을 줄 수 없어 마음이 먹먹했을 때, 끝내는 환자에게 마지막을 얘기할 수밖에 없는 무력감 속에서 교수님께선 또다시 절대자의 능력에 기댈 수밖에 없었을 것이다.

현대의학을 공부하고 실천하는 의사들은 누구나 매일같이 기도할 수밖에 없을 것 같다. 아니, 매일 기도하는 임상의사, 자신의 한계를 인정하는 의사, 최선을 다한 후에 환자들이 자신의 노력 이상의 결과를 얻기를 기도하는 의사, 환자가 자신의 진료에 만족하지 못했을지라도 그와 소통하고 그의 마음에 다가서기 위해 간절히 기도하는 의사일 수밖에 없을 것 같다.

단지, 앞으로 우리의 '공감 클리닉'에서 일하게 될 의사들에게는 고통과 갈등으로 기도하는 시간이 조금씩 줄어들었으면 좋겠다고 바랄 뿐이다.

## 어리석고 무력한 의사 이야기

새해를 이곳 병원 창문을 통해 맞아야 했던 그가 오늘 드디어 퇴원합니다. 그는 그동안 제게 아무 요청도 하지 않았습니다. 왜 당신을 아프게 하냐고 따지지도 않았습니다. 당신이 왜 이 고통을 당하는 거냐고 묻지도 않았습니다. 이 심한 절망의 질곡에서 왜 당신을 건져주지 않느냐고 말하지 않았습니다.

단지 괴로움을 감추려 이를 악물 따름이었습니다. 당신으로 인해 주위 사람들이 고통 받는 게 그에겐 더 큰 근심이었습니다.

당신의 깊숙한 곳에서 오래전부터 움터왔던 병마를 그는 미워하지도 않습니다. 부둥켜 함께 겪는 삶의 과정으로 여깁니다. 그렇다고 그가 미리 두 손을 들어 버린 건, 그건 절대 아닙니다. 어떻게든 추슬러 다시 아이들을 돌보기 위해 그는 힘써 노력하고 있습니다.

지금은 어렵사리 시작한 사업을 잠시 놓아둘 수밖에 없지만, 그의 머리는 벌써 두 배 된 꿈을 그리고 있습니다. 아무도 그에게 위로를 말하기 힘든 어둠같은 시간에도 그는 확고한 믿음으로 어려운 싸움을 쉬지 않습니다.

차라리 불확실성에서 힘을 얻고 싶은, 과학의 작은 틈새에서 빛을 찾고 싶은, '기적'이라 불리는 하늘의 은총에 소리 질러 매달려 보고 싶은 의사는, 어리석기 그지없는 의사는 괜스레 오늘 의학 서적을 뒤적이는 일이 싫습니다.

짊어진 짐이 너무나 힘겨워 보이는 그를 애써 태연하게 바라보려 하지만 그게 더 큰 고통입니다. 하나님, 제발 그를 일으켜 주십시오. 다시 얻는 그의 시간은 그에게뿐만 아니라 그가 도우며 살아온 수십수백의 생명을 더욱더 밝게 해줄 것입니다. 하나님, 제발 그에게 은혜를 베풀어 주십시오.

- 김 박사의 병행기록에서: 의사로서 능력의 한계를 실감하며

# 따뜻하고 실력 있는 의사, 우리의 김 박사님

## 힘을 다해 지켜드리리다

약속하리다. 당신의 마지막 모습이 더 이상 흐트러지지 않도록, 당신의 얼굴이 그늘져 가족들을 아프게 하지 않도록, 당신 어깨의 당당함이 끝까지 남겨진 이들의 가슴에 영원히 남을 수 있도록 힘을 다하여 제가 지켜드리리다. 굳게 약속하리다. 당신이 그토록 지키고 싶었던 옳은 뜻과 가족 사랑이 오롯이 오랫동안 남겨질 수 있도록 당신을 반듯하게 제가 지켜드리리다.

당신과 제가 함께하는 이 싸움이 겨우 몇 달의 시간을 버는 데 그칠지라도, 끝내는 당신 몸속의 도사린 질병에게 승리를 양보하고 말지라도 우리 힘을 다해 뜻을 모아 애써 봅시다. 미리 주저앉아 손을 들어 버리는 어린애 같은 떼쓰기는 그만둡시다.

대한 남아로 태어나 고급 장교로서 지켜온 반듯한 날들을 유서 몇 장 남기고 스스로 포기하는 부끄럽고 어리석은 일은 이제 그만두기로 합시다. 비록 주어진 시간이 안타깝게 짧을지라도, 그 의미는 숫자 이상으로 큰 것. 사랑하는 가족을 위해, 당신의 뜻을 마무리하기 위해 더없이 소중한 것. 더 이상 내팽개치는 우를 범하지 맙시다.

당신이 받는 고통의 깊이를 제가 모두 알아챌 수 없지만, 당신이 가꿔온 소중한 성취를 이제 더 이상 소홀히 하지 말기를 마음을 다해 소망합니다. 길지 않게 남은 시간 동안 당신의 아름다운 모습이 끝끝내 지켜지길 기원합니다. 십 년이 지난 후에도 당신의 얼굴이 가족들의 마음속에 귀하게 그려지길 두 손 모아 빌고 또 빌 뿐입니다.

- 김 박사의 병행기록에서: 어느 간암 환자의 절규를 보며

임상 기술에 능숙하면서 동시에 '사람 냄새가 나는' 의사를 만나는 일은 쉽지 않다. 현대의학 교육을 체계적으로 받고 의과대학이나 대형 병원에서 임상 능력을 인정받고 있는 대부분의 전문의들은 근거중심

의학EBM에 익숙한 의사들이다. 이들은 문제-중심 그리고 효율-중심의 EBM에 익숙하여 질병의 진단이나 치료와 관련된 임상 능력이 뛰어나다. 그리고 신체 장기organ나 체계system에 대한 지식이 풍부하고 이들의 관리에도 능숙하다. 그러나 신체 장기를 벗어난 문제들을 이해하거나 개체를 전체적으로 고려해야 하는 문제들을 파악하고 관리하는 일에는 상대적으로 미숙하다. 지금까지 현대의학의 교육과정이 대체적으로 EBM에 초점을 맞추어 왔기 때문이다.

대형병원에서 근무하고 있는 대부분의 교수들은 국제적으로 저명한 의학저널에 다수의 연구논문들을 게재하고 자신의 분야에서 우수한 임상 능력을 인정받은 뛰어난 임상전문의들이다. 그들은 의과대학에서 강의를 하며 후진 의사들을 양성하는 교육에도 참여하는 의료계의 핵심자원들이다. 그러나 환자 입장에서 보면, 대형병원에서 일하는 교수는 진료 예약이 어려워 만나기 쉽지 않은 의사이다. 예약 환자가 많아서 진료시간이 짧고 반면에 대기시간은 길다. 선입견 때문일 수도 있지만, 교수가 진료실에서 여유 있게 웃는 모습을 보기가 힘들다. 임상 능력은 인정하지만 분위기는 차가운 경우가 드물지 않다. 교수들 입장에서 보면, 이런 평가가 억울할 수 있다. 진료실을 따뜻하게 만들지 못하는 이유의 상당 부분이 의료 전달체계, 의료 수가 그리고 이런저런 고정관념에 기인하기도 하는데, 의사와 병원의 불친절에만 책임이 있는 것처럼 평가되는 것이 불편할 수 있다. 하지만 궁극적으로 대형병원의 진료실이 풍성해지고 따뜻해지기 위해서는, EBM에 근거한 임상 능력이 뛰어나 환자들의 의학적 문제들을 효율적으로 해결할 수 있으면서 또한 환자와 그 주변까지도 전체적으로 헤아릴 수 있는 의사가 절실히 필요하다. 임상 능력이 있으면서 공감과 소통능력을 동시에 지닌 **내 편** 의사가 필요하다.

많은 임상의사들은 경험이 쌓여가면서 환자를 장기나 체계가 아닌 개체로 보려고 하는 노력을 계속하고 있고 이를 현장에서 실천하고 있다. 또한 환자들과 공감하고 환자들의 마음까지 헤아리려는 노력도 게을리하지 않는다. 그러나 의료환경의 제약이나 해결해야 할 문제들의 우선순위 때문에 어쩔 수 없이 '뻣뻣한 의사'가 되기 십상이다. 다행스럽게 균형 잡힌 '따뜻한 의사'가 되었다가도 여러 가지 원인들로 인해 다시 EBM에 기울어진 '차가운 의사'로 돌아가는 경우도 드물지 않다. 아마 계속해서 '사람 냄새가 나면서 실력 있는 의사'로 사는 일은 현실적으로 불가능한 것인지 모른다. 그럼에도 불구하고 우리의 '공감 클리닉 만들기' 프로젝트를 포기할 수는 없다. 이를 위해서는 우선적으로, 임상 능력이 뛰어나면서도 언제나 따뜻한 마음으로 환자 그리고 그 가족들과 공감하고 소통할 수 있는 의사상을 만들 필요가 있다. 의사들이 모두 이상적인 임상의사의 모습으로 변하는 일도, 병원에서 언제나 이러한 의사를 만나는 일도 만만한 일이 아니겠지만, 우리가 진정 만나기를 바라는 의사, '사람 냄새가 나면서 능력 있는 의사'의 모습을 상정해 보는 일은 의미가 있다. 불합리한 의료체계와 열악한 의료환경 속에서도 변함없이 그 모습을 지켜나가는 모델이 필요하기 때문이다. 우리가 진정 만나기를 바라는 의사, '사람 냄새가 나면서 능력 있는 의사', '실력 있는 의사'를 앞으로 이 책에서는 '**김 박사**'라 부르기로 하자.

그러면 이제 공감지향적인 따뜻한 진료실, 공감 클리닉의 핵심 인물인 **김 박사**를 우리의 머릿속에 그려 보자. 김 박사는 임상 능력과 임상 판단이 뛰어나 환자의 의학적 문제들을 효율적으로 해결한다. 또한 환자와 보호자들과 공감하고 소통하는 능력 역시 탁월하여 진료실을 따뜻하고 풍성하게 만든다. 언제나 환자와 보호자들 그리고 동료 의료진들에게 온정적이어서 존경과 사랑을 받는 의사이다. 항상 동료 의료진들을 존중하고 필요할 경우 언제든지 그들에게 도움을 청한다. 더욱이 제자들의 교육에도 열정적이어서 그들을 '좋은 의사'로 키우기 위해 최선을 다하고 있다.

　김 박사를 머릿속에 그리는 이 순간, 지난 수십 년 동안 김 박사를 그리워하며 살아온 나 자신이 새삼스럽게 머릿속에 떠올라 몹시도 겸연쩍다. 그리고, 그럼에도 불구하고 나 자신이 김 박사의 모습에 가까이 가지 못했음을 고백할 수밖에 없어 부끄럽고 안타깝다. 그동안 나 자신이 '공감 클리닉'을 만들기 위해 오래도록 애써왔음에도 불구하고 많은 환자들이 나의 진료에 만족하지 못했음을 고백하며 반성하는 마음이 크다. 어느 순간에는 김 박사에게 많이 다가가 그의 손을 잡았던 순간이 있었지만 얼마 후엔 또다시 그의 손을 놓치고 말았음을 고백한다. 이런 아픈 경험이 몹시 부족한 나로 하여금 감히 이 글을 시작하도록 이끌었다. 또한, 그럼에도 불구하고 지금 이 순간, 머릿속을 맴도는 생각들을 정리하여 글을 이어나가는 일이 너무나 버거워 한 발 앞으로 나아가기가 이토록 어려운 것 역시 반성투성이인 지난날의 경험 때문일 것이다.

　동료의사들에게 제안하고 싶다. 우리의 마음속에 함께하고 싶은 임상의사의 모델 '김 박사'를 세워보자고, 그리고 그 이상을 마음에 담고 우리의 '공감 클리닉'을 함께 만들어 보자고 동료의사들에게 제안하고 싶다.

　열심히 노력한 후에 우리가 비록 김 박사에 미치지 못할지라도, 김 박사가 우리 속에 잠깐 머문 후에 사라진다 할지라도 우리 너무 실망하지 말기로 하자. 우리의 진료실은 우리가 애쓴 만큼 좀 더 따뜻하고 풍성해질 수 있을 테니까. 영웅 오디세우스도 끝내 자신의 부족함을 고백하였고 예수께서도 감당하기 힘든 잔의 존재를 인정하였는데, 하물며 임상의사의 제한적인 역할만을 위임받은 우리가 김 박사에 이르지 못한다 한들 그것이 뭐 그리 큰 허물이 될까?

　물론 김 박사가 어려서부터 가꾸어 온 '히포크라테스'와 '슈바이처'

에 대한 동경이 그를 따뜻하고 실력 있는 의사로 만드는데 크게 기여했을 것이다. 그러나 그의 꿈을 갈고닦는 데에는 그동안 만났던 스승과 선후배 그리고 동료들의 체취 역시 큰 역할을 했을 것이다. 전문가로서의 역량을 쌓아 나가는데 표석이 되었을 스승, 보다 나은 진료의 방법들을 찾아내기 위해 밤을 지새며 열정을 가르쳐준 은사, 환자와 공감하는 인성을 갈고 닦는데 도움을 준 선후배와 동료들의 그림자들이 합하여 오늘날의 '김 박사'가 탄생한 것이리라.

김 박사도 처음부터 우리의 이상형인 '김 박사'는 아니었다. 히포크라테스와 슈바이처를 꿈꾸며 임상의사가 되었지만, 의료환경이 녹록지 않았고 환자들의 반응도 예상한 모습이 아니었다. 그동안 김 박사가 남몰래 울었던 시간이 얼마이며 가운을 벗어버릴까 생각했던 적이 몇 번이었을까? 자갈이 긴 시간 동안 서로서로 부딪치고 바닷물에 씻긴 후에야 비로소 단단하면서도 아름다운 몽돌이 되듯이, 김 박사 역시 수많은 한숨과 눈물을 거친 후에 드디어 우리들의 영웅이 된 것이리라. (그림 3)

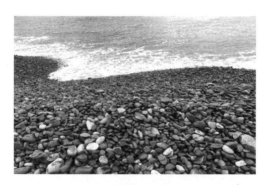

● 그림 3 남해안 해변의 몽돌
자갈이 긴 시간 동안 서로 부딪치고 바닷물에 씻긴 후 몽돌이 되었듯이, 김 박사도 수많은 한숨과 눈물을 거친 후에 비로소 이상적인 임상의사가 되었으리라.

다시는 김 박사가 한숨짓고 눈물짓는 일이 없으면 좋겠다. 김 박사가 성공적으로 따뜻하고 풍성한 공감 클리닉을 만들 수 있으면 좋겠다. 고통받는 이들이 김 박사의 공감 클리닉에서 큰 위로를 받을 수 있으면 좋겠다. 다음 몇 장에서는 이러한 소망과 대책들에 대해 정리해 보려고 한다.

## 어이! 인턴!

깊은 밤, 고요함이 무서워질 즈음, 소독내 나는 병원의 긴 복도를 묵묵히 걷는 사람이 있습니다. 하얀 겉옷엔 얼룩이 내비치고 고개 숙여 한 걸음 앞을 바라보며 어깨를 늘어뜨린 채 편한 신발을 바닥에 끌며 걷고 있습니다.

저는 그가 누군지 알 수 있습니다. 뒷모습만 보아도 저는 그를 압니다. 벌써 30년 전이 되어 버린 그 시절과 변함없이 똑같은 걸음걸이입니다. 아직까지 어제 일처럼 기억나는 바로 저의 모습입니다.

그는 거의 틀림없이 인턴 선생님입니다. 의사이지만 아무도 의사로 대접해 주지 않는 '어이! 인턴!'입니다. 그는 오늘도 힘에 겨울 정도로 뛰었습니다. 의사가 된 바로 그 다음 날부터 그는 서먹한 가운을 몸에 두르고 한계상황을 강요하는 일과 말 그대로 전투를 벌이고 있습니다. 아무도 선생님으로 대해주지 않는 어이없는 시간을 보내고 있습니다. 처음엔 억울하고 분하기도 하고 대상 없는 미움으로 눈을 흘기다가 끝내는 돌아와 침묵하기로 합니다. 그리곤 늘어지는 어깨가 얄미워 맥없이 신발만 질질 끌게 됩니다.

남들이 알아주든 말든 당당히 면허증을 받은 의사이고 앞으로 세상 끝날 까지 의사로 살 게 틀림없는데…… 그리고 어차피 의사란 아픈 이들을 돕는 게 일이고 그래서 허드레 일부터 배워 두라는 말씀인데…… 까짓 거 일년쯤 얼룩 가운 입고 막일 한들 몸이 어디 비뚤어지는 것도 아니고 폭삭 늙어 버리는 것도 아니잖은가?

두세 사람의 몫을 감당하도록 훈련된 고급 노동자, 그는 인턴입니다. 그에게 가장 서글픈 건 잠 못 자는 고통이 아니고 끼니를 걸러야 하는 고달픔도 아닙니다. 그에겐 따뜻한 눈길이 필요합니다. '어이!'가 아닌 '선생님'이 되고 싶습니다. 지금은 기가 막혀 차라리 웃어버리는 그가 결국엔 아픈 이들의 길잡이가 됩니다. 그가 끝내 국민 건강의 파수꾼이 되는 겁니다.

- 김 박사의 병행기록에서: 어려웠던 인턴 시절을 회상하며

# 참고문헌

<브레인>, program.kbs.co.kr/2tv/drama/brain/, 2011
<하얀거탑>, www.imbc.com/broad/tv/drama/whitepoweru/, 2007

# 05

# 환자의 선택, 고통과 웰빙 사이

김 박사는 40여 년 동안 임상의사로 살아오면서 삶의 위기에 처한 수많은 환자들과 이들이 시련을 헤쳐나가는 다양한 모습을 목격해왔다. 받아들이기 힘든 현실 앞에서도 희망을 찾아 고통을 이겨내던 환자, 의연하게 어려움을 순화하며 가족과 친지들에게 오히려 위로의 말을 건네던 환자, 삶의 마지막 순간을 함께해 준 의료진에게 진심 어린 감사를 표하던 환자들이 있었다. 환자들과 질환의 긴 여정을 함께하면서 김 박사는 그들에게 존경과 찬사를 보내왔다. 그러나 다른 한편으로는, 갑자기 닥친 시련에 사로잡혀 하염없이 절망하던 환자, 가족과 의료진의 일거수일투족을 불만스럽게 바라보던 환자, 그래서 결국에는 자신에게 닥친 불행보다 더 큰 고통의 늪으로 빠져들었던 환자들도 있었다. 김 박사는 이 환자들이 힘들어하는 모습을 보면서 안타까운 마음을 지울 수 없었다. 그리고 이와 같이 이중의 고통을 받는 환자들에게 시련을 슬기롭게 극복한 환자들의 평화와 행복을 전해주고 싶은 마음이 생겼다.

특히 심각한 의학적 문제로 장기간 고통을 받는 환자들이 평화로워지는 과정은 간단하지 않다. 환자와 보호자, 의료진과 병원 그리고 이들을 둘러싸고 있는 의료환경이 모두 변화할 필요를 느낀다. 이러한 환자들을 장기간 관리하는 의료행위는 근거중심의학만으로 그 목적을 달성하기 힘들다. 전문적인 지식과 기술을 가진 의료인들이 잘 준비된 의료환경에서 환자들과 공감하고 원활하게 소통함으로써 환자들에게 인간적이고 통합적인 돌봄을 제공할 수 있어야 비로소 가능하다. 이를 위해서는, 의료인들이 인간답게 양성되고 실제 진료현장에서도 사람답게 행동할 수 있어야 할 것이다. 환자들은 의료진과 진료에 대한 존중과 신뢰를 가질 필요가 있다. 의료 제도는 환자중심적으로 재정립되어야 한다. 다시 말해, '따뜻하고 풍성한' 공감 클리닉이 절실하게 필요하다.

## 환자의 권리와 의무

환자들은 병원에서 자신들의 권리를 충분히 주장할 수 있다. 환자들의 권리는 의료법에도 명시적으로 보장되어 있다.

첫째, 환자는 자신의 건강보호와 증진을 위하여 적절한 보건의료 서비스를 받을 권리를 갖고, 성별, 나이, 종교, 신분 혹은 경제적 사정 등을 이유로 건강에 관한 권리를 침해받지 아니하며, 의료인은 정당한 사유 없이 진료를 거부하지 못한다. 둘째, 환자는 담당 의사나 간호사 등으로부터 질병 상태, 치료 방법, 의학적 연구 대상 여부, 장기이식 여부, 부작용 등 예상 결과 그리고 진료 비용에 관하여 충분한 설명을 듣고 자세히 물어볼 수 있으며, 이에 관한 동의 여부를 결정할 권리를 가진다. 셋째, 환자는 진료와 관련된 신체상 및 건강상의 비밀과 사생활의 비밀을 침해받지 아니하며, 의료인과 의료기관은 환자의 동의를 받거나 범죄 수사 등 법률에서 정한 경우 외에는 비밀을 누설 혹은 발표하지 못한다. 넷째, 환자는 의료서비스 관련 분쟁이 발생한 경우, 한국의료분쟁조정 중재원 등에 상담 및 조정 신청을 할 수 있다. 환자들은 이와 같은 권리 조항들을 기억하여 필요한 경우 자신들의 권리를 주장하는데 주저할 필요가 없다. (의료법 시행규칙 제1조의 3)

의료법 시행규칙에는 환자들이 지켜야 할 의무조항 역시 명시되어 있다. 첫 번째 조항으로 "환자는 자신의 건강 관련 정보를 의료인에게 정확히 알리고, 의료인의 치료 계획을 신뢰하고 존중하여야 한다"고 적시하고 있다. 두 번째로는, "환자는 진료 전에 본인의 신분을 밝혀야 하고, 다른 사람의 명의로 진료를 받는 등 거짓이나 부정한 방법으로 진료를 받지 아니한다"고 적고 있다. 여기서 무엇보다 강조하고 싶은 부분은 "환자가 의료진을 신뢰하고 존중해야 한다"는 의무조항이다. 이는 의사들이 소신껏 환자중심의 임상적 판단을 내릴 수 있도록 할 뿐만 아니라, 종국에는 환자의 이익을 위해 반드시 필요한 덕목이라는 사실을 강조하고 싶다. 국내의 여러 병원에서는 이러한 시행규칙에 근거하여 자체적으로 '환자권리장전'을 제정하여 시행하고 있다. (표 1)

표 1 서울아산병원 환자권리장전

| 환자의 권리 | 가. 진료받을 권리<br>환자는 자신의 건강보호와 증진을 위하여 적절한 보건의료서비스를 받을 권리를 갖고, 성별·나이·장애·종교·신념·신분 및 경제적 사정 등을 이유로 차별 받거나 건강에 관한 권리를 침해받지 아니하며, 의료인은 정당한 사유 없이 진료를 거부하지 못한다.<br>나. 알권리 및 자기결정권<br>환자는 담당 의사·간호사 등으로부터 질병 상태, 치료 방법, 의학적 연구 대상 여부, 장기이식 여부, 부작용 등 예상 결과 및 진료 비용에 관하여 충분한 설명을 듣고 자세히 물어볼 수 있으며, 이에 관한 동의 여부를 결정할 권리를 갖는다.<br>다. 비밀을 보호받을 권리<br>환자는 진료와 관련된 신체상·건강상의 비밀과 사생활의 비밀을 침해받지 아니하며, 의료인과 의료기관은 환자의 동의를 받거나 범죄 수사 등 법률에서 정한 경우 외에는 비밀을 누설·발표하지 못한다.<br>라. 상담·조정을 신청할 권리<br>환자는 병원 내에서 불만과 불편사항을 표현할 수 있으며, 의료서비스 관련 분쟁이 발생한 경우 한국소비자원 또는 한국의료분쟁조정중재원 등에 상담 및 조정 신청을 할 수 있다.<br>마. 신체적 안전을 보호받을 권리<br>환자는 병원 내 각종 위험으로부터 신체적 안전을 보호받을 권리가 있다. |
| --- | --- |

| | |
|---|---|
| 환자의 의무 | 가. 의료인에 대한 신뢰·존중 의무<br>　환자는 자신의 건강 관련 정보를 의료인에게 정확히 알리고, 의료인의 치료 계획을 신뢰하고 존중하여야 한다.<br>나. 부정한 방법으로 진료를 받지 않을 의무<br>　환자는 진료 전에 본인의 신분을 밝혀야 하고, 다른 사람의 명의로 진료를 받는 등 거짓이나 부정한 방법으로 진료를 받지 아니한다.<br>다. 병원의 공공질서와 병원 내규 준수 의무<br>　환자는 다른 환자 및 직원의 권익을 보호하기 위해 공공질서와 병원의 내규를 준수해야 할 의무가 있다. |

서울아산병원 홈페이지, 2021

김 박사는 환자들에게 당부한다. 환자들이 스스로 고통의 구렁텅이에 빠지지 않고 평안함을 얻을 수 있는 비결을 알려주고 싶은 마음에서다. "환자의 선택에 따라서 환자 자신과 가족들이 끊임없는 공포와 괴로움 속에서 고통받으며 살 수도 있고 질환의 여정을 평화롭게 만들어 평안함을 누릴 수도 있습니다. 질병을 얻은 것은 불행한 일이지만 그 이상의 고통을 추가하느냐 여부는 환자 자신의 선택입니다. 질병은 환자 본인의 잘못 때문에 생긴 것이 아니고 가족의 탓도 아니며 의료진의 잘못은 더더구나 아닙니다. 본인을 자책하거나 가족에게 혹은 의료진에게 화를 내는 일은 아무 소득이 없을뿐더러 치료에도 악영향을 미친다는 사실을 환자들은 이해해야 합니다. 또한, 앞으로 질병과 싸워 나가야 할 주체는 다름 아닌 환자 본인임을 기억해야 합니다. 환자들께 재삼 당부드립니다. 환자들을 위해 존재하고 환자들의 치료를 위해 쉬지 않고 고심하는 의료진에게 신뢰와 존중을 보내주십시오. 의료진을 위해서가 아니라 원활한 소통 그리고 궁극적으로는 환자의 치료 성과를 향상시키기 위해서입니다. 그리고 환자를 위해 언제나 격려와 후원을 보내주는 가족들에게도 감사의 마음을 표현해 주십시오. 그들은 아무 보상도 없이 환자를 위해 귀중한 시간과 열정을 쏟아붓는 이들이기 때문입니다."

## 임계값의 마술

환자들은 누구나 예기치 않게 얻은 질병으로 고통과 불편을 겪는다. 그러나 환자들이 겪는 고통의 종류와 강도는 환자들마다 크게 다르다. 고통을 일으키는 자극의 종류와 강도가 똑같을지라도 개별 환자들이 느끼는 고통의 크기는 여러 가지 요소들에 의해 달라지기 때문이다.

권투선수가 사각의 링 위에서 시합을 한다고 하자. 시합 중에는 서로 주먹을 교환하게 되어있기 때문에 두 선수 모두 얼굴이 부어오르고 피멍이 드는 일이 다반사다. 심하면 피부가 찢어져 피가 나기도 한다. 시합 시간이 흐를수록 이와 같은 상처들은 점점 더 많아지고 심해지기 마련이다. 그런데, 선수들이 느끼는 고통의 강도는 시합 초기에 심했다가 시간이 흐를수록 오히려 감소한다고 알려져 있다. 이러한 현상이 나타나는 이유에 대해 다양한 설명들이 있지만, 가장 대표적인 것이 고통을 느끼는 임계값threshold의 차이이다. 즉 시합이 격렬하게 진행됨에 따라 선수들의 통증에 대한 임계값이 높아져서 같은 정도의 자극으로는 통증을 느끼지 못하는 상태가 됨으로써 선수들의 고통이 감소한다는 설명이다.IASP. *IASP Pain Terminology*, 1994

통증은 강력한 단일 원인에 의해 발생하기도 하지만, 다양한 원인들이 합쳐져서 발생하기도 한다. 스트레스, 피로 누적, 수면 부족, 자세 이상, 염증, 감염 등 일상에서 겪을 수 있는 것들이 모두 통증의 원인이 된다. 그러나 이런 원인이 있다고 해서 누구나 통증을 느끼는 것은 아니다. 다양한 육체적 혹은 정신적 인자들이 유발하는 자극의 강도가 임계값을 초과했을 때에 비로소 통증을 느끼게 된다. (그림 1)

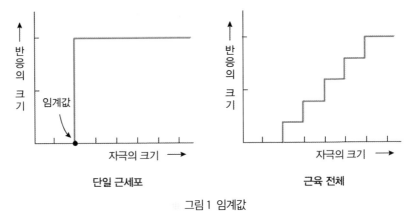

그림 1 임계값

근세포 혹은 근육 전체에 임계값 이상의 자극이 주어졌을 때 비로소 수축
이 발생한다. 그리고 그 결과로 근육에서 유래한 통증을 느낀다.

통증 임계값은 사람이 고통을 인식하거나 감지하기 시작하는 최소
자극을 말한다. 예를 들어, 소리를 들을 때 소리가 고통스럽게 느껴지
는 음량 또는 압력의 수준을 그 당시 그 사람의 통증 임계값이라고 말
한다. 통증 임계값은 사람에 따라 차이가 있으며 연령에 따라 달라질
수도 있다. 예컨대, 어떤 주파수는 10대에게 자극적일 수 있지만 50대
사람들에게는 귀찮지 않을 수 있다. 또한, 시끄러운 소리(또는 음악)에
자주 노출된 사람들은 일반적으로 청력 손실이 생겨서 상대적으로 높
은 통증 임계값을 보인다. 통증에 대한 임계값은 성별에 따라서도 다
를 수 있고, 그 밖의 수많은 요인들에 의해 달라질 수 있다.

동일한 자극에 의한 통증의 강도를 상이하게 느끼게 하는 데 영향을
미치는 인자들은 무엇인가? 미국 통증학회의 연구 결과를 살펴보면, 환
자의 생물학적, 심리학적 그리고 사회적 요인에 따라 수술 후 환자들이
느끼는 통증의 강도에 차이가 존재하였다.IASP, *IASP Pain Terminology*, 1994 뉴
질랜드의 한 연구에 따르면 문화적 차이 역시 연구 참가자들이 느끼는
통증의 강도에 영향을 미쳤다.

고통에 대한 임계값을 낮추어 고통을 더욱더 강하게 느끼도록 만드는 조건들이 존재한다는 사실도 밝혀졌다. 그렇다면 반대로, 어떤 조건들을 개선하거나 제거한다면 환자들이 고통을 덜 느낄 수 있을 것이다. 예를 들어, 스트레스는 통증을 조절하는 신체 능력에 정서적으로 영향을 주어 고통에 대한 임계값을 낮춘다. 스트레스는 환자들의 불안과 우울증을 조장할 수도 있다. 불면증도 통증의 임계값을 낮춘다. 의학저널 PAIN에 발표된 노르웨이의 한 연구에 의하면, 일주일에 한 번 이상 불면증을 경험한 사람들은 수면에 아무 문제가 없는 사람들보다 상당히 낮은 통증 임계값을 나타냈다.Sivertsen B, 2015 우울증 역시 고통의 임계값을 낮추는 것으로 보고되었다. 오피오이드 같은 특정 약물 역시 고통의 임계값을 낮추어 환자들이 더욱 심한 통증을 느끼도록 만들 수 있는 것으로 보고되었다.

환자들이 질병 혹은 치료의 부작용 때문에 느끼는 통증이나 메스꺼움도 환자마다, 환경에 따라 그리고 마음먹기에 따라 각각 다른 임계값을 가진다. 따라서 환자들의 고통에 대한 임계값을 높여주면 약물에 의존하지 않고도 고통을 덜어 줄 수 있다. 의료진들이 환자에게 질병이나 치료의 경과를 잘 설명하고 이해시켜서 스스로 공포에 빠지지 않도록 하는 일이나 환자에게 공감을 표시하는 언어적 또는 비언어적 소통을 하는 일 등은 환자의 고통에 대한 임계값을 높여줄 수 있는 매우 중요한 기술이다. 이러한 일은 인공지능에 의해서는 불가능한 일이며 오직 따뜻한 성품을 가진 인간만이 수행할 수 있는 기술이다. 환자들도 스스로 고통에 대한 임계값을 높이는 노력을 하면 고통에서 벗어나 마음의 평화를 얻을 수 있을 것이다. 반면에, 환자들이 스스로 고통에 대한 임계값을 낮추는 어리석은 선택을 한다면 질병과 치료로 인한 고통에 더해 이중의 고통을 자초하는 결과가 될 수 있다.

# 환자의 선택

## 안타까운 선택

세상엔 안타까운 일이 정말 많습니다. 사람들이 어울려 사는 세상엔 오해도 정말 많습니다. 그래서 가슴 답답한 일 또한 많습니다.

엊그제도 그랬습니다. 마주하기를 거부한 어느 여자 환자 분이 그저 불편하다고만 합니다. 의사로서 어찌 당신의 고통을 모른 체 할 수 있겠습니까마는, 의사의 임무가 그걸 도와드리는 일임을 어찌 잊고 있겠습니까마는, 최선을 다한 후엔 기다려야 하는 것이 또한 치료의 과정이요 합리적인 생각인데 당신께선 그때까지 고통을 참을 수가 없다고 우기기만 합니다. 어렵게 큰 병원에 입원하였으니 이젠 당신이 환자로서 권리를 누릴 때가 되었다는 단순한 생각이 우리 의료진들을 고통스럽게 만듭니다.

당신은 입맛을 탓하며 식사를 거부합니다. 좋은 기계와 영양제만 막무가내로 주장합니다. 기운 없고 힘들다며 도무지 움직이려고 하지 않습니다. 오그라드는 근육을 책임지라고 의사들에게 따집니다.

당신이 질병과 팽팽하게 겨루는 여정에서 우리 의사들은 단지 당신을 바른 길로 안내하고 있는 겁니다. 당신을 열심히 도와드리는 게, 당신의 친구가 되어 손을 따뜻하게 잡아드리는 것이 우리가 가진 능력이고 우리 의료진의 각오입니다. 그런데도 당신은 지금 우리에게 더 큰 힘을 요구하고 있습니다. 우리가 가지지 못한 것들을 내놓으라고 합니다. 결국 당신이 힘써 노력해야 하고, 끝내는 그런 끈질긴 씨름이 당신을 건강케 할 수 있음을 서둘러 깨닫기를 두 손 모아 기원합니다.

어려움에 처하면 누구든지 잘못을 다른 사람들의 탓으로 돌리기 쉽습니다. 어려움에 처한 것이 누구의 잘못도 아닐 텐데, 스스로 해야 할 일이 먼저 눈에 띄어야 할 텐데, 정녕 어려움을 이겨내는 힘은 자신의 마음속에 있을 텐데, 우린 쉽게 누군가에게 책임지라고만 하고 있는지 모릅니다. 끝내 우리가 스스로 겪어내야 하는 아픔을 누구에겐가 떠맡기고 있는지도 모릅니다.

우리가 스스로 나서야 합니다. 스스로 땅을 고르고 씨를 뿌려야 합니다.

아무도 우릴 위해 이 일을 대신 해주지 않을 겁니다. 단지 우리가 생각을 바르게 정돈할 때 전문적으로 도움을 주는 이가 우리의 손을 잡아줄 겁니다.

- 김 박사의 병행기록에서: 환자의 선택을 안타까워하며

똑같은 일을 긍정적으로 생각하느냐 부정적으로 생각하느냐에 따라 사람들은 심리적으로 혹은 신체적으로 다른 느낌을 받는다. 고통을 느낄 수도 평안한 감정을 느낄 수도 있다. 느낌의 강도 역시 사고의 틀에 따라 결정될 수 있다. 더욱이, 심각한 질병을 가진 경우나 장기간 질병과 여정을 함께하며 살아가야 하는 경우에는 환자가 어떤 태도로 질병이나 주위 환경을 대하는가에 따라 환자의 마음속에 참을 수 없는 고통이 생기기도 하고 의연함과 평화로움이 싹트기도 한다. 이런 점에서 환자의 마음속에 느껴지는 행불행은 오롯이 환자의 선택이라 말할 수도 있다.

B형 만성 간염 환자가 김 박사에게 물었다. "선생님, 저는 B형 만성간염으로 오랫동안 병원에 다니고 있습니다. 항바이러스제도 10년 넘게 복용하고 있고요. 그런데 도통 차도가 없습니다. 의사 선생님은 아직도 제가 약을 더 먹어야 한다고 한답니다. 병원에도 계속 다녀야 하고요. 솔직히 말씀드려서 저는 지금 많이 지쳐 있습니다. 병원에 계속 다니는 게 정말 도움이 되는 건지도 잘 모르겠습니다. 선생님, 제가 어떻게 하는 것이 좋을까요?" 김 박사는 미소를 띠며 천천히 입을 열었다. "누구든지 장기간 치료를 받으면 지칠 수 있습니다. 더욱이 완치되지 않고 철저한 관리를 요구하는 질병을 가진 환자들은 의사에게 그리고 가족들에게 짜증을 낼 수도 있습니다. 스스로 자신이 불행하다고 생각하기도 합니다. 그러면 실제로 많이 불행해집니다. 그러나 이렇게 생각해 볼 수는 없을까요? '하루 한 알씩 약을 먹고 10년이 넘

도록 병이 안정되어 있으니 얼마나 다행스러운 일인가? 10년이 넘도록 더 이상 간이 나빠지지 않고 잘 살 수 있었으니 얼마나 감사한 일인가?' 환자분이 이렇게 생각을 바꾸면 의사, 병원 그리고 가족들에게 감사한 마음을 가지고 즐겁게 살아갈 수 있지 않을까요? 스스로 행복하다고 느끼고 감사한 마음을 가지고 살아 보십시오. 그러면 실제로 몸과 마음이 평안하고 행복해집니다."

오랫동안 만성 간염으로 치료받는 환자들 가운데 일부는 치료 경과 중에 의료진으로부터 간경변증으로 진행했다는 말을 듣게 된다. 이때 적지 않은 환자들은 간경변증이란 얘기를 들으면서 사실보다 더 심각한 상황을 상상한다. 절망 속에서 고통의 늪으로 빠지기 일쑤다. (제1장 박 부장 사례 참조) "내가 간경변증 환자라고? 간이 굳어져 황달에 복수가 생기고 피까지 토한다는 그 병에 걸렸다고? 이제 내게 시간이 얼마 남지 않았단 말인가? 간에는 약도 없다는데……"

그렇다. 간이 굳어지면 대부분의 경우 원래대로 회복되지 않는다. 그러나 사실이 그렇다 하더라도 간경변증 환자들의 삶이 박 부장이 상상하는 대로 그렇게 절망적이기만 한 것은 아니다. 우리는 애초에 간기능을 여유 있게 가지고 태어난다. 그렇기 때문에, 비록 간경변증으로 진단되더라도 일상적인 생활을 하기에 충분한 간기능을 가지고 있을 가능성이 높다. 설사 살아가면서 어느 정도의 간기능을 잃는다 해도 태어날 때 가지고 있던 간기능의 10내지 15%의 간기능을 지켜낸다면 생존이 가능하다. 지속적으로 간기능이 나빠질 수 있는 만성 간질환을 가지고 있지 않다 해도 일반적으로 사람들은 누구든지 나이가 들면서 간기능이 감소하기 마련이다. 살아가면서 섭취하는 약물들, 음주 그리고 음식들 가운데 일부까지 모두 간에 해로울 수 있기 때문이다.

간경변증으로 진단받은 환자들도 더 이상 간기능을 잃지 않도록 열심히 노력한다면 얼마든지 정상적인 혹은 정상에 가까운 삶을 영위할 수 있다. 그러므로 박 부장이 질병에 대해 가지고 있는 불안은 크게 과장된 것이며, 그가 겪는 마음의 고통 역시 많은 부분 불필요한 것일 수 있다.

환자들에게 질병에 대하여 진실하게 설명하고 질병의 경과를 이해시킴으로써 질병을 잘 관리하며 평안하게 살아갈 수 있도록 격려하는 일은 의사들에게 주어진 중요한 역할이다. 환자들이 똑같은 질병에 대해 의사로부터 설명을 들었다 하더라도, 어떤 환자는 자기의 미래를 부정적으로 생각하여 삶의 의욕을 상실하기도 하고 어떤 환자는 미래를 긍정적으로 생각하여 자신의 삶을 재정돈하고 도약하는 계기로 삼기도 한다. 어떤 환자는 의사와의 면담 후에 절망과 고통 속에 빠져 울부짖기도 하고, 어떤 환자는 안도와 평안함을 느끼며 감사하는 생활을 계획하기도 한다. 여기에는 환자 본인의 지혜와 선택이 가장 중요하다. 동시에 의료진들의 공감과 가족들의 사랑 또한 필수적이다.

미국 콜로라도 대학교 내과학교실의 사회의학자 플랫 박사도 의사-환자 간 원활한 의사소통이 환자의 치료 성과에 지대한 영향을 미친다고 강조한다. 의사의 진료에 대한 환자의 만족도가 높을수록 괴로운 증상들을 덜 느끼고 치료에 대한 순응도도 높아지며, 궁극적으로 양호한 치료결과를 나타냈다고 분석했다. 환자의 만족도에 크게 영향을 미치는 요소로 그는 의사-환자 간 공감적 의사소통을 꼽았다. 그리고 의사-환자 간에 소통이 원활할수록 의사에 대한 환자의 신뢰도도 높았다고 말하고 있다.Platt FW and Keller VF, 1994

간암으로 진단되어 간절제술을 받은 환자들은 수술 후에도 정기적으로 검사를 받아야 한다. 성공적인 수술 후에도 간암의 재발이 비교적 흔하기 때문에 환자에게 증상이 나타나지 않더라도 정기검사를 권한다. 정기검사를 규칙적으로 잘 받아온 환자들은 간암이 재발하더라도 대부분의 경우 조기에 암종을 발견하여 어렵지 않게 다시 치료할 수 있고 고비를 넘길 수 있다. 간암을 진료하는 임상의사들은 이런 환자들을 지켜보며 큰 보람을 느낀다. 현대의학의 한계 때문에 아직까지 간암의 재발을 효과적으로 예방할 수는 없지만, 재발한 암종을 조기에 발견하여 환자들로 하여금 고비를 잘 넘기도록 도와줄 수 있기 때문이다. 하지만 이 경우에도 환자들의 반응은 참으로 다양하다. 암이 재발했다는 사실에 화를 내는 환자, "왜 암이 생기지 않도록 하지 못했느냐?"고 의사에게 불만을 표시하는 환자, "다시 그 어려운 치료를 어떻게 받느냐?"며 의사와 가족들을 당황스럽게 하는 환자들이 있다. 이런 환자들 대부분은 결국 입원하여 항암치료를 받지만, 질병 자체 혹은 치료의 부작용으로 인한 고통을 비교적 자주 그리고 많이 겪는다. 반면에, 간암의 재발을 조기에 발견하였음에 그리고 간기능에 아직 여유가 있어서 다시 항암치료를 받을 수 있음에 감사하며, 의사와 병원을 믿고 열심히 치료받겠다는 환자들도 있다. 이들은 치료기간 내내 상대적으로 고통을 덜 느끼는 듯하고 치료 효과도 양호한 경우가 많다.

최근 들어 간암같이 위중한 질병을 얻은 환자들의 생존기간이 많이 길어졌다. 의학 지식과 기술이 눈부시게 발전한 덕분이다. 그 결과, 과거에는 눈에 띄지 않던 모습들이 진료실에서 자주 관찰된다. 예를 들어, 비록 질병이 완치된 것은 아니지만 각종 항암요법을 동원해 질병을 잘 관리하며 살아가고 있는 간암 환자들의 경우, 시간의 경과에 따라 다양한 심리상태에 놓이게 되고 또한 다양한 반응을 보인다. 처음에는 현대의학에 의해 질병 상태가 호전되는 것에 감사한 마음을 가진다. 그러나 질병이 완치되지 않고 재발을 거듭하는 경우(간암의 경우에는 처음 발견된 종양의 치료효과가 양호하더라도 추후 재발이 매우 흔하다) 반복적인 진단 검사와 치료에 지쳐가기 시작한다. 진료실에서 관찰한 자료들을 보면, 평균적으로 치료를 시작한지 약 5년 정도 경과한 후에 다수의 간암 환자들이 우울증에 빠지고 질병에 대한 극복

의지가 약해진다. "이 고생을 하고 많은 비용을 들여 치료를 받은 결과가 겨우 이 정도인가?" "이렇게 끝없이 치료를 받아가며 얼마 더 사는 것이 진정 의미 있는 일인가?" "이쯤에서 치료를 그만두는 것이 더 나은 선택은 아닐까?" 그러나 이 단계를 잘 벗어난 환자들은 자신의 상황을 좀 더 긍정적으로 이해하고 '질병과 친구가 된' 모습을 보인다. "병이 비록 사라지지는 않았지만, 지금까지 잘 관리되고 있는 것에 감사하자." "어렵게 얻은 시간을 귀하게 이용하자." "사랑하는 가족과 이웃에게 내가 받은 사랑을 베풀며 살자."

이런 과정들을 지켜보면, 질환의 여정에서 환자가 느끼는 고통과 웰빙의 많은 부분이 환자의 선택에 달려있다는 생각이 든다. 우리가 부지불식간에 질병을 얻었을 때 어떤 선택을 하는 것이 현명할까? 최소한, 매일같이 불안에 떨면서 마땅히 겪어야 할 고통 이외에 더 큰 불행을 자초하는 일은 없어야 하지 않을까?

## 길이 끝나면

박노해

길이 끝나면 거기
새로운 길이 열린다.

한쪽 문이 닫히면
다른 문이 열린다.

겨울이 깊어지면
새봄이 자라난다.

내가 무너지면 거기
더 큰 내가 일어선다.

최선의 끝이 참된 시작이다.
정직한 절망이 희망의 시작이다.

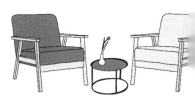

# 참고문헌

서울아산병원 환자권리장전, 서울아산병원 홈페이지, http://www.amc.seoul.
kr/asan/footer/patientRight.do, 2021

의료법 시행규칙 제1조의 3 (환자의 권리 등의 게시), 보건복지부령 제749호,
https://ww.law.go.kr/LSW/, 2020

IASP, *IASP Pain Terminology*, IASP Press, Seattle, WA, USA, 1994

Platt FW, Keller VF, Empathic communication: a teachable and
learnable skill, *J Gen Internal Med* 9:222-226, 1994

Sivertsen B, Lallukka T, Petrie KJ, et al., Sleep and pain sensitivity in
adults, *Pain* 156(8):1433-1439, 2015

# 06

## 질환의 여정에서 만난 친구들

    장기간 질병과 함께 살아가야 하는 환자들은 그 여정에서 아픔과 위로, 분노와 감사, 절망과 사랑 등 폭넓은 감정의 기복을 끊임없이 겪게 된다. 그리고 많은 이들은 이러한 과정을 겪으면서 점차 웰빙과 평화로 가는 지혜를 얻곤 한다. 환자들이 질병을 친구로 받아들이면, '고약하지만 함께해야 할 친구'로 받아들이면, 불의에 닥친 질병으로 인해 느꼈던 아픔이 때때로 삶에 위로를 주기도 하고, 차갑고 야속한 의료진을 향했던 분노가 어느새 존중과 신뢰로 바뀌며, 절망적으로만 보이던 흙빛 세상이 사랑의 대상으로 변화하는 기적을 만나게 된다.

    임상의사로서 이렇게 마음속 평화를 찾은 환자들을 만나는 일은 기쁨과 환희 그 자체이다. 그들은 심각한 질병과의 힘든 동행 속에서도 기꺼운 마음을 가진다. 자신이 겪는 고통 속에서도 가족과 세상을 염려한다. 마지막에 죽음을 맞이하는 순간에도 가족과 의료진에게 감사를 표한다. 세상에 사랑을 전하는 고귀한 시간을 갖기도 한다.

    좀 더 많은 환자들의 마음에 웰빙과 평화가 찾아오길 소망한다. 보다 많은 환자들이 질병과 '지혜롭게' 동행할 수 있기를 기원한다. 심각한 질병과 장기간 여정을 함께하는 환자들이 보다 더 평안해지기를 바라는 마음으로, 여기에 모범적인 '친구 하기' 사례들을 소개하고자 한다. 질병과 친구 하기, 의사와 친구 하기, 병원과 친구 하기 그리고 세

상과 친구 하기를 통해 환자들의 마음이 평화로워지고 그들의 여정이
순탄해지길 바라는 마음이다.

# 질병과 친구 하기

## '억세게 재수 좋은 사람' 이야기

김 박사가 막 외래진료를 마친 늦은 저녁시간에 조심스러운 노크 소리가 났다. 열어 드리기 전까지는 열리지 않던 문을 통해 노인 한 분이 진료실로 들어오셨다. 그는 조용히 눈물부터 흘리셨다.

10년 전 정년을 맞으신 환자분께 예기치 않게 불행이 찾아왔다. 불시에 불행이 찾아온 것이 아니라 2년 전에야 비로소 병을 찾아냈다는 표현이 맞을 것 같다. 바쁘게 일할 때는 어디가 아프다고 느낀 적이 없었는데, 근래에 정확하게 표현할 수 없는 불편들이 여기저기에서 나타났다. 식사 후엔 더부룩한 배가 꺼지지 않고 눈앞이 아득해지며 몸이 무거웠다. 저녁이 되면 만사가 귀찮아 그저 드러눕고 싶고 아침마다 거울에 비친 푸석푸석한 얼굴에 마음이 상했다. 나이 탓이려니 했지만 무언가 수상쩍은 생각이 들어 난생처음으로 병원문을 두드렸다. 믿고 싶지 않았지만 그제야 10년 넘게 함께했을 당신의 병을 알아냈다.

간경변증, 그렇게 고약하다고 듣기만 했던 이름의 질병이 당신의 것이라고 의사로부터 듣게 되었다. 그 병이 말끔하게 낫지 않는다는 걸 이미 많이 들어서 안다. 더 이상은 병에 대해 듣고 싶지도 않다. 이제 끝이구나 생각했다. 이제 마지막이구나 생각하며 눈물을 삼켰다. 차라리 의연히 삶을 마감하기로 결심했다.

하지만 너무 억울해서 도저히 견딜 수가 없다. 어려서 전쟁을 겪고 어렵사리 가정을 꾸려 자식들 농사까지 훌훌 다 마치고 나서, 이제 사회를 위해서도 할 일을 다했다고 뿌듯하게 생각했는데…… 지금 이렇게 마지막을 선고하는 절대자의 뜻이 너무도 야속하다. 그때 그는 하나님을 믿지 않기로 했다. 당신께 중한 병을 얘기한 의사도 믿지 않기로 했다. 감기 몸살 때문이라 얘기하는 다른 의사를 찾기로 했다. 깨끗이 낫는다는 신통한 약을 그는 믿기로 했다.

그분께서 그렇게 진료실을 박차고 나가신 후 2년이 지났다. 시간이 흐른 만큼 그의 간기능은 좀 더 나빠졌다. 환자분께서는 이제 당신 혼자서 어쩔 수 없음을 인정할 수밖에 없었다. 당신의 어리석음과 대상 없는 분노가 당신의 몸을 더욱더 아프게 만들었음을 이제는 눈물로 대신 표현하고 계신다.

영감님께서는 이제 당신을 포기하지 않겠다고 하셨다. 어쩌면 당신께서는 '억세게도 재수 좋은 사람'인지 모른다고 하셨다. 고통 속에서 보람을 느꼈고 뿌듯한 행복도 경험했다고 하셨다. 하나님께 감사하는 마음을 되찾을 수 있었고 무엇보다 사람들을 믿는 마음이 생겼다고 하셨다. 이제 영감님께선, 이 병을 차분히 관리해야 한다는 그리고 아끼고 사랑하면 예전처럼 살 수 있다는 의사의 충고에 귀 기울이기로 하셨다. 남은 상처는 훈장이라 여기고 추스르며 살아가기로 하셨다.

그리고 영감님께서는 남은 삶을 덤으로 얻은 선물이라 여기고 좋은 일만, 베푸는 일만, 또한 사랑하는 일만 하며 살겠다고 하셨다. 이름다운 것들만 보며 웃으며 살겠다고도 하셨다.

## 질병과 친해지는 방법

환자와 의사 간의 원활한 소통과 공감을 위해서는 무엇보다 먼저 환자가 질병을 긍정적으로 대해야 한다. 환자가 질병을 '친구' 혹은 '관리할 수 있는 대상'으로 여겨야 한다. 물론 불의에 닥친 불행이자 극심한 고통을 가져다주는 질병을 '악마'가 아닌 '친구'로 여기는 것은 그리 쉬운 일이 아니다. 그러나 질병을 바라보는 관점을 바꾸어 보면 불가능한 일도 아니다.

캘거리Calgary 대학의 사회학자이면서 암환자들을 직접 진료한 경험이 있는 아서 프랭크Arthur Frank 교수는 『몸의 증언, 상처 입은 스토리텔

러를 통해 생각하는 질병의 윤리학The Wounded Storyteller: Body, Illness, and Ethics』
(1995)에서, 질환 이야기들을 회복restitution, 혼란chaos, 추구quest라는 세
개의 주요 범주로 분류한다. "회복 스토리들은 질환을 일시적인 것으
로 만들어서 반드시 죽어야 하는 필멸성과 거리를 두고자 한다. 혼란
스토리들은 질환과 더불어 이후에 나타나는 재난의 저류 속으로 안내
한다"고 설명한다. 그리고 추구 혹은 성장 이야기에 대해서 "아픈 사
람들이 고통과 정면으로 대면하는 경우이다. 그들은 질환을 받아들이
고 그것을 이용하려고 한다. 이때 질환의 여정은 추구로 변하게 하는
계기가 된다"고 말한다. 추구quest란 질환과 함께 산다는 것이 무엇이며
질환으로부터 무엇을 배울 수 있는가를 이해하고자 하는 영혼과 정신
의 지속적인 움직임이다. 질병과 '친구'가 되도록 만드는 원동력이다.

　이탈리아의 ISTUD 재단이 2012년에 다발성경화증MS: multiple sclerosis
환자들의 이야기를 연구하였고 그 결과를 분석한 마리니 박사의 보고
에 의하면, '혼란' 상태에 있는 환자들의 대부분은 질병에 대해 알게
된 순간에 내적 추구가 잘 일어나지 않음을 알 수 있었다. 수집된 121개
의 스토리들 중 다발성 경화증을 '괴물'로 정의한 경우가 40%, '불편한
짝'은 20%, '싸워야 할 적'은 12%, '넘어야할 장애물'은 7%였다. 단지
6%의 환자들만이 이 병을 '친구'로 간주했다. 이 병에 붙여진 이름들
이 상기시키는 감정은 두려움, 분노, 격분 그리고 슬픔이다. 반면, 진
단을 받은 후 처음의 우울한 상태로부터 빠르게 변화한 환자들의 경우
에 사례들의 42%에서 다발성경화증을 '친구'로 생각하였고, 9%에서는
'새로운 관점'이 되었으며, 6%에서는 '해볼 만한 어떤 일'이 되었다. 이
와 같이, 어떤 질병을 가진 사람들이 불확실성에 직면하여 허약하지 않
고 의연히 대처할 수 있다면, 닥친 고난에 대응하는 우리의 방식도 크게
달라질 수 있을 것이다. 비록 그것들이 생존과 관련된 일이라 할지라도.

Marini MG 저, 정영화·이경란 역, 『이야기로 푸는 의학』, 2020

당뇨병 환자들을 예로 들어보자. 우리 주위에서 흔히 만날 수 있는 환자들이다. 잘 알려졌다시피 이 병은 완치할 수 없다. 자연 경과 중에 계속해서 수많은 합병증을 일으키며 환자들을 고통에 빠뜨린다. 그리고 종국에는 치명적인 합병증으로 환자의 목숨을 앗아가기도 한다. 당뇨병 진단을 받으면 두렵기도 하고 화가 나는 것이 당연할 수 있다. "왜 하필 나에게 이런 '몹쓸 병'이……" 화가 나면서 닥쳐올 고통과 불행이 떠올라 두려울 수 있다.

그러나 앞으로 전개될 질환의 여정을 어떻게 관리하느냐에 따라 삶의 색깔과 질이 크게 달라질 수 있다. 어차피 없어지지 않을 질병을 어떻게 취급하는가에 따라 행불행이 좌우된다고 해도 과언이 아니다. 환자가 질병을 '악마'로 대한다면 그들은 앞으로 '악마'와의 힘든 싸움을 끝없이 치러내야 할 것이다. 창에 찔리고 피나는 고통을 감수해야 할 것이다. 그러나 환자가 질병을 친구로 대한다면, '고약하지만 오랫동안 함께 손잡고 가야 할 친구'로 생각한다면, 삶을 새로운 눈으로 바라보게 만드는 친구로 생각한다면, 그 '친구'는 환자에게 위로와 용기를 줄 수 있다. 환자가 겪는 어렵고 힘든 질환의 여정에 따뜻함과 평온함이 깃들 수 있다.

당뇨병 환자들이 진단을 받은 후에 스스로 좀 더 철저한 관리를 하겠노라 결심을 한다면, 당뇨병은 그들에게 전화위복의 기회를 제공할 수도 있다. 당뇨병 진단은 환자에게 내려진 경고장일 수 있다. 물론 경고장을 받은 후에도 반칙을 일삼는다면 더 큰 고통과 불행을 만날 수 있다. 그러나 음식조절, 체중관리, 정기적인 운동 그리고 철저한 약물요법 등의 적절한 관리를 해나가기로 결심한다면, 환자는 합병증으로 인한 고통을 피할 수 있을뿐더러 오히려 '유병장수'의 혜택을 누릴 수도 있다.

ISTUD 재단이 시행한 이야기 분석 프로젝트에 의하면, 자신의 고통을 다른 사람과 공유하지 못하고 자신을 개방하지 못하는 사람, 계속 불평만 하는 사람, 자기 세계에만 푹 빠져있는 사람들은 질환을 적절하게 극복해내지 못할 가능성이 높았다. 반면에, 처음 진단을 받고 생기는 실존적인 슬픔과 두려움에서 출발하여 빠르게 적극적으로 변화하고자 하는 태도를 가진 사람들은 질병을 좀 더 잘 극복할 수 있었다. 또한, 이러한 태도를 가진 돌보미들은 환자들을 희망으로 이끌어서 그들이 장차 겪어야 할 일들을 침착하고 평온하게 대할 수 있도록 만들었다.

또 다른 연구에 의하면, 낙천주의, 외향성, 개방성, 유쾌함 그리고 긍정적인 생각 등도 환자들이 성공적으로 질병의 위기를 극복하는데 크게 도움을 주는 것으로 밝혀졌다. 반면에, 절망, 무력감, 회피 혹은 부정적인 생각을 가진 환자들은 질병으로 인한 삶의 위기를 잘 극복해내지 못하는 것으로 알려져 있다. 또한, 이러한 부정적 대처방법들은 우울증을 유발할 가능성도 높은 것으로 보고되고 있다.Carver C and Connor-Smith J, 2010

이탈리아의 이야기의학자 마리니 박사는 환자들이 심각한 의학적 문제를 극복해 나가기 위해 '관계'가 중요하다고 강조한다. 특히 만성 질환과 함께 긴 여정을 함께해야 하는 환자들의 경우에는 더욱 그러하다고 주장한다. "환자의 질병 극복을 위해 고려해야 할 또 하나의 중요한 요소는 '관계'이다. 특히 장기간에 걸쳐 스트레스를 받아야 하는 만성적 상황에서는 더욱 그러하다. 일반적으로, 가장 훌륭한 대처는 개방적이고 친밀하며 진정한 관계, 논쟁과 토론을 통한 타협이 가능한 그런 관계에서 시작된다."Marini MG 저, 정영화·이경란 역, 『이야기로 푸는 의학』, 2020

김현태 시인의 시 「있는 그대로의 사랑」은 이런 상황에 꼭 필요한 사랑을 표현하고 있다.

있는 그대로의
사랑을 원합니다.

곁에서 끊임없이
사랑을 갈구하는
아이 같은 사랑이 아니라

그저 바라보며 밀어주는
그대로의 사랑을 원합니다.

나무와 나무처럼
적당한 거리에서

서로의 그늘이 되어 주고
외로울 땐 친구도 되어 주는
믿음직한 사랑을 원합니다.

사랑한다 하여 쉽게 다가가
괜한 상처를 주거나

반대로 싫어졌다 하여
마음 밖으로 쉽게
밀어 내지도 않는

그냥 눈빛만으로도
서로를 이해할 수 있는
넓은 사랑을 원합니다.

내가 힘들 땐
나 대신 하늘을 받쳐 들고

또 그대가 외롭고 지칠 땐
땅벌레들을 모아
노래를 들려 주는 사랑을 원합니다.

내가 원하는 건
당신이 내 곁에 환하게 웃으며
내가 살아 있음을 일깨워 주는 것입니다.

## 낙천주의의 마법

질병을 잘 극복하도록 만드는 또 다른 원동력은 낙천주의적 경향
이다. 낙천주의가 현실을 살아가는 데 유용하기만 한 것인지 아니면
어려운 현실을 맹목적으로 순진하게만 보게 할 수도 있는 위험한 것인
지에 대해서는 논쟁의 여지가 있다. 하지만 런던 대학의 실험심리학과
교수이면서 낙관론의 신경학적 근거를 발견한 탈리 샤롯Tali Sharot은 실험
을 통해 낙천주의적 경향을 신경학적으로 규명하면서 신경학적 조절로
낙천주의적 삶이 가능할 수 있다고 시사하고 그 결과를 『네이처Nature』
지에 게재했다.

탈리 샤롯의 다음과 같은 주장들은 질병의 극복과 낙천주의와의
관계를 다시 생각하게 한다는 점에서 흥미롭다.

"인간들은 아무런 근거가 없는 경우에도 미래에 긍정적인 사건들이
일어날 것이라고 기대한다. 예를 들어, 사람들은 누구나 자신이 평균
보다 더 오래 더 건강하게 살 것이라고 생각한다. 이혼할 가능성을 과
소평가하고 직업적으로 성공을 거두어 번창할 가능성을 과대평가한다.
우리의 두뇌가 어떻게 이와 같이 만연한 낙천주의적 편견을 일으키는

지에 대해 연구하였다. 그리고, 긍정적인 미래 사건들을 상상했을 때 부정적인 것들을 생각했을 경우에 비해 특이적으로 편도체Amygdala와 부리 모양의 전방 띠모양 피질Rostral anterior cingulate cortex에서 증강된 활성화 신호들이 나타나는 것을 관찰하였다. 이런 결과는 낙천주의적 편견을 매개하는데 감정 부위를 통제하는 뇌 부위가 중요함을 시사하는 소견이다. 이러한 뇌 부위는 우울증이 있을 때 불규칙성이 나타나는 곳과 동일한 바로 그 구역이며, 그동안 우울증은 비관주의와 관련이 있다고 생각되어 왔었다. 그러나, 개인들 간의 차이를 고려해도, 우리 연구에서 부리 모양의 전방 띠모양 피질의 활성도는 낙천주의 기질과 상관관계가 있었다. 이와 같이, 두뇌가 긍정적인 미래 사건들을 투영하는 데 관여하는 것으로 보인다. 따라서, 감정적인 정보들을 효과적으로 통합하고 조절하면, 일반 사람들도 긍정적인 미래 사건들을 미리 그려볼 수 있을 것으로 생각된다. 그리고 이것이 낙천주의적으로 사는 방법일 수도 있다."Sharot T, et al., 2007

또 다른 연구에서 그녀는 이렇게 주장한다. "일반적으로 우리는 우리가 속한 집단에 대해서 좀 더 비관적으로 생각한다. 우리나라의 미래에 관해 혹은 우리 지도자가 교육을 향상시켜 범죄를 줄일 능력을 가지고 있는가와 같은 문제에 대해서 우리는 좀 더 비관적으로 생각한다. 하지만 각자 개인의 미래에 대해서는 이와 반대이다. 즉, 개인적 낙천주의가 놀라울 정도로 살아 숨 쉬고 있다. 2007년에 시행한 조사를 보면, 응답자의 70%는 현재의 가정이 그들 부모 세대의 가정보다 평균적으로 덜 성공적이라고 대답했다. 반면에, 자기 가족의 미래가 낙관적이라고 대답한 응답자는 76%나 되었다. 미래에 대해 지나치게 긍정적으로 생각하면 재난의 수준을 잘못 계산할 수 있다. 건강검진을 받지 않고 선크림을 바르지 않고 저축계좌를 개설하지 않고 나쁜 투자에 농장을 걸 가능성이 크다. 그러나 낙천주의적 편견은 우리를 보호하고 고무시키기도 한다. 가장 가까운 곳에 있는 안전지대로 잠시 몸을 숨기기보다 좀 더 앞으로 계속 나아가게 한다. 낙천주의가 없었다면, 우리 조상들은 감히 자신들의 종족을 벗어나 앞으로 나아가는 모험을 하지 않았을지 모른다. 그래서 우리 모두는 아직도 동굴 안에서 함께 옹기종기 둘러앉아 빛과 열을 꿈꾸며 살고 있을지도 모른다."

"앞으로 나아가려면 우리는 다른 현실적 대안들을, 더 나은 현실들을 상상할 수 있어야 하며 우리가 그러한 현실들을 성취할 수 있다고 믿어야 한다. 그러한 믿음은 우리가 우리의 목표를 추구하고자 하는 동기를 갖도록 도와줄 것이다. 일반적으로 낙천주의자들은 상대적으로 더 오래 일하고 더 많이 얻는 경향이 있다. 이러한 사람들의 경우, 이혼할 가능성이 적은 것은 아니지만, 재혼할 가능성은 더 많다. [영국의 시인이며 비평가인] 사무엘 존슨Samuel Johnson이 말했듯이, 이러한 행위는 경험에 대한 희망의 승리이다. 비록 '더 나은 미래'가 종종 환상인 것으로 결론지어지기도 하지만, 그래도 낙천주의는 현재 상황을 극복하는 데 분명히 도움이 된다. 희망은 우리의 마음을 편안하게 만들고 스트레스를 줄여주며 신체적 건강을 개선시켜 준다. 심장병을 연구한 의사들은 낙천주의자들이 낙천적이지 않은 환자들에 비해 비타민 섭취를 잘하고 저지방식이와 운동요법도 잘 지켜서 전체적으로 관상동맥질환 발생의 위험을 감소시킨다는 사실을 알아냈다. 그리고, 암환자들을 대상으로 한 연구에서 60세 미만의 비관론자들이, 진단 당시 건강상태와 연령이 비슷한 환자들로서 비관론적이지 않은 사람들과 비교했을 때, 8개월 이내에 사망할 가능성이 상대적으로 높았다는 사실이 밝혀졌다."Sharot T, 2012

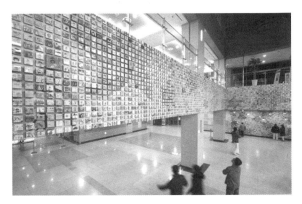

● 그림1 서울아산병원 '희망의 벽'

설치미술가 강익중이 어린이들의 그림을 모아 서울아산병원 소아병원 로비에 초대형 벽화를 만들었다. 강익중은 어린이 환자 1천616명, 인근 지역 어린이 7천271명, 병원 방문객 926명으로부터 꿈과 희망의 메시지를 담은 그림을 수집하고 자신의 그림 200점, 외국 어린이의 그림 2천894점을 더해 희망의 벽을 완성했다. 그는 이를 통해 환자들에게 희망을 주고 그들이 건강을 회복하는 데 도움이 되고자 하였다.

## 이젠 미워하지 않습니다

감사하게도 그 환자가 돌아와 주었습니다. 얼마 전에 진료실에서 나갈 때는 매정하게 눈길도 주지 않았던 환자는 돌아와 몹시 쑥스러워 했습니다. 아무도 원망하지 않았습니다. 당신의 어리석었음을 얘기하지도 않았습니다. 차분해진 표정 속에는 이제 당신의 병을 받아들이겠다는 숙연함이 묻어 있었습니다.

소위 '특효약'을 선전하던 부풀려진 친절을, 엄청난 시련 앞에서 조급했던 가족들의 안타까운 사랑을, 갑작스러운 고난 때문에 이유 없이 퍼붓던 당신의 증오를 이제 미워하지 않습니다. 그는 이미 모든 것을 녹여내고 오셨습니다.

밤마다 찾아오는 통증이 예전보다 조금 더 심해지고 잦아졌지만, 그는 이제 '고약한 친구'와 겨뤄 보기로 했습니다. 소변이 노래지고 기운이 좀 더 떨어졌지만 힘을 다해 겨뤄 보기로 마음먹었습니다. 앞으로 다시는 침착함을 잃지 않기로 했습니다.

세상에서 가장 은혜로울 것 같은 장사꾼들의 호언장담에 이제는 더 이상 몸을 맡기지 않기로 했습니다. 애처로운 마음을 교묘히 이용하는 어이없는 신통력과 기적에도 이젠 마음을 쓰지 않기로 했습니다.

예전보다 사정이 나빠진 건 사실이지만 아직 그에겐 귀중한 무기들이 있습니다. 치료를 견뎌낼 만한 체력이 남아있고 종양이 간 밖으로까지 퍼져 있지 않았습니다. 황달 때문에 당장 항암치료를 시작할 수는 없지만 '특효약을 중단하고 기다리면 기회가 올지도 모릅니다.

의사들은 단지 위임된 최선을 다할 뿐입니다. 하지만, 함께 힘을 모으다 보면 기대하지 못했던 열매를 얻을 수도 있을 겁니다. 그에게 축복이 있으면 좋겠습니다. 능력 있는 이의 사랑으로 큰 성과가 있으면 좋겠습니다.

- 김 박사의 병행기록에서: 질병과 친구가 된 환자를 보며

## 의사와 친구 하기

만성 질환으로 다양한 증상들을 겪으며 장기간 병원에 다녀야 할 경우에 환자들이 종종 담당의사를 불만족스럽게 생각하기도 한다. 오랫동안 반복되는 고통, 계속해서 예고 없이 나타나는 합병증, 불확실한 미래에 대한 두려움 등이 의사와 치료과정을 불신하게 만들 수 있기 때문이다.

2015년 마리니 박사 연구팀이 만성 자발성 두드러기Chronic spontaneous urticaria; CSU 환자들을 대상으로 시행한 조사를 살펴보면, 73%의 환자들이 최종 진단을 받기까지 세 명 이상의 의사들을 만났으며, 22%는 열 명 이상의 의사들로부터 자문을 받았다고 한다. 그리고 82%의 환자들은 의사들과의 관계가 대체적으로 부정적이었던 것으로 나타났다. 우리는 이러한 통계를 통해, 만성 질환을 가진 환자들이 만족할 만한 의료진과 병원을 찾기까지 상당한 시간과 자원의 낭비가 있음을 짐작할 수 있다.

장기적인 관리가 필수적인 질환들, 당뇨, 고혈압, 만성 콩팥병 혹은 만성 간질환 등을 가진 환자들의 경우에는 원만한 의사-환자 관계를 유지하는 일이 매우 중요하다. 만성 질환의 관리란, 다양한 증상과 합병증의 발생을 예방하고, 합병증들을 조기에 발견하여 이들을 적절하게 치료하는 과정이기 때문이다. 이를 위해서는 의사와 환자 간의 원활한 소통과 공감이 필수적이다. 즉, 환자가 의사를 그리고 의사의 판단을 신뢰하고 존중해야만 최선의 관리가 가능해진다. 담당 의사를 '내 편'으로 그리고 '친구'로 여기는 환자들의 지혜가 절실하게 필요하다.

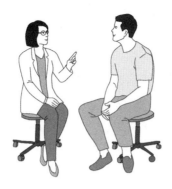

● 그림 2 의사와 환자

특히 만성 질환으로 장기간의 관리가 필요한 환자들에게는 원만한 의사-환자
관계가 매우 중요하다.

환자들이 의사와 치료과정을 신뢰하고 존중하도록 만들기 위해서
는 의사들의 노력과 함께 사회적 인식의 변화도 필요하다. 의사들이
전문적인 지식과 임상 능력으로 무장되어 있어야 하고 좀 더 환자중심
적으로 판단하고 결정하는 데 익숙해져야 할 것이지만, 동시에 의료진
의 전문성을 인정하고 그들이 환자의 이익을 최우선적으로 고려할 것
이라고 그리고 환자를 위해 헌신할 것이라고 믿는 사회적 인식 역시
중요하다.

현실적으로 의료체계와 의료환경이 의사-환자 간 소통과 공감을 제
한하기도 하지만, 요즘도 환자들의 감동적인 스토리와 의사-환자 간
훈훈한 소통의 이야기들이 종종 우리의 가슴을 먹먹하게 한다.

김 박사는 진료를 마친 후 감사하는 마음으로 진료실 안락의자에
몸을 기댄다. 탁자 위에 놓인 손편지를 읽어 내려가며 두 눈가가 촉촉
해진다. 애써 태연한 척 일어나 창가로 간다. 편지지를 든 손이 떨리
고 초점 없는 시야가 자꾸 흐려진다.

교수님, 안녕하세요? 저는 지난 십여 년 동안 교수님께 진료를 받았던 고 박○○환자의 둘째 딸입니다. 아버지께서는 지난 삼월에 입원해서 항암치료를 받으신 후 일주일 만에 퇴원하셨습니다. 얼마 동안 집에 계시다가 가까운 요양병원으로 옮기셨고 거기서 한 달 정도 지내시다가 엊그제 편히 하늘나라로 가셨습니다. 교수님께는 알려드리고 감사 인사를 드리는 게 도리인 것 같아 이렇게 편지를 올립니다.

마지막으로 입원하여 치료받을 때까지 지난 십여 년 동안 교수님께서 저희에게 보여주신 열정과 따뜻한 마음에 다시금 감사를 드립니다. 언제나 환자 입장에서 생각하고 판단해 주셔서 그리고 최선을 다해 주셔서 감사합니다.

훌륭한 병원에서 교수님으로부터 최선의 그리고 최고의 치료를 받을 수 있어서 행복했습니다. 교수님과 교수님의 가정을 위해 기도하겠습니다.

감사합니다.

20xx년 5월, xx에서 박xx 올림

# 병원과 친구 하기

## 나이팅게일의 눈물

오늘 아침에도 그녀를 만났습니다. 밤새 졸음과 싸웠을 그녀의 화장기 없는 얼굴이 조금은 더 거칠어졌지만 그래도 뿌듯한 기쁨이 넘쳐 흘렀습니다. 그녀는 지금 편안한 휴식이 기다리는 곳으로 몸을 옮기는 중입니다. 다시 올 밤시간의 기꺼운 봉사를 위해 그녀는 잠시 긴장의 끈을 놓으려 합니다.

언젠가 그녀는 제 손을 붙들고 울음을 터뜨렸습니다. 누군가 언니라 불러도 아무렇지 않았던 그녀입니다. 중환자의 허드렛일도 웃으면서 해내는 넘치는 에너지의 소유자입니다. 그런데, 그날은 그녀의 너그러움과 열정이 끝내 주저앉고 말았습니다. 그리고는 펑펑 울었습니다.

근심에 싸여있는 환자와 가족들은 차분한 여유를 잊기 쉽습니다. 불안한 마음에 이런저런 요구를 끝없이 하는 일이 드물지 않습니다. 봉사 정신 없이는 단 하루도 견디기 힘든, 나이팅게일의 인내력으로도 참기 어려운 그런 일들이 있습니다.

급한 환자 일을 먼저 돌보다가 다른 환자 가족들로부터 심한 항의를 받았다고 합니다. 아무 대꾸도 못한 채 안절부절 하다가 이른 아침 퇴근길에 제 앞에서 울음을 터뜨린 것입니다. 월급 이상의 따뜻한 보상을 믿으며 밤을 온전히 환자들에게 바쳐왔건만…… 그들이 진정 그녀가 그토록 위하려고 했던 환자들인지 그리고 그들의 가족인지 그녀는 묻고 있었습니다.

오늘 아침 그녀는 자신을 잘 추스르고 있습니다. 저녁에는 다시 지금 가는 이 길로 되돌아와 씩씩하게 환자 곁으로 다가갈 겁니다. 그때엔 그녀의 얼굴에 긴장된 미소가 함께하고 있을 것입니다.

- 김 박사의 병행기록에서: 환자의 사랑이 필요한 간호사를 보며

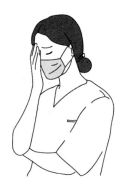

◦ 그림 3 간호사
환자만을 위해 헌신하는 간호사에게도 따뜻한 위로와 존중이 필요하다.

병원에서 하는 일들이 도저히 마음에 들지 않는 사람이라 할지라도 힘들고 어려운 일을 만나면 서둘러 병원으로 달려간다. 삶의 위기를 극복하기 위해 도움을 청할 곳은 그래도 병원이기 때문이다. 병원의 불친절과 상업주의 그리고 권위 의식이 환자와 보호자들의 머릿속에 자리 잡고 있어서 병원에서 일어나는 미담들이 희석되고 있지만, 병원에서는 참으로 아름다운 일들이 많이 목격된다. 최선을 다한 후에 퍼져오는 나른한 감동, 말로 다 표현할 길 없는 희열, 어려움 속에서만 확인할 수 있는 믿음과 사랑 그리고 무한한 잠재력, 누구라도 그 앞에선 선해질 수밖에 없는 생명 앞에서의 엄숙함. 병원에서 하룻밤을 지내고 나면 지친 만큼 벅찬 기쁨을 얻게 된다.

그러나 가다가다 의료진들의 사기를 떨어뜨리는 일들이 생기기도 한다. 질병으로 고통받는 환자와 가족들이 찾아와서 환자를 살려낼 수 있느냐 따지기도 한다. 얼마나 살 수 있느냐 다그치기도 한다. 어차피 회복하지 못할 거라면 그냥 집에 가겠노라고도 한다. 산 사람은 살아야 하지 않느냐, 이젠 더 이상 환자를 돌봐줄 식구가 없다고도 한다. 이런 환자와 가족들에게 병원은 더 이상 '내 편'이 아니다. 이쯤 되면 병원에서 나는 소독약 냄새도 역겹다.

이런 추궁을 받으면 의사들은 몹시 당황스럽고 안타깝다. 의사들은 환자가 과연 병을 잘 이겨낼 수 있을지 알 수 없다. 그에게 남은 시간도 정확히 알 수 없다. 무조건 살려내라는 이야기는 의사들에게 너무 지나치고 가혹한 요구다. 아마 그건 이미 의사들의 몫이 아닐지 모른다.

하지만 어떤 경우에도 가족은 물론 의사와 병원 모두 환자에게 관심의 초점을 맞추어야 한다. 환자는 지금 고통을 받고 있다. 통증과 숨막힘으로 날밤을 지새우고 있는지 모른다. 차라리 빨리 모진 목숨이 끊어지길 바라고 있을지도 모른다. 그는 통증보다 더 큰 공포와 외로움을 겪고 있을지도 모른다. 그에겐 병원과 의사의 도움이 절실히 필요하다. 쓰다듬고 감싸야 할 상처들이 깊다. 그리고 병원에선 최소한 환자들이 겪는 고통을 덜어줄 수 있다. '살아있는 이' 그리고 '살아가야 하는 이'의 편리는 잠시 유보돼야 한다. 우린 모두 아픈 이의 편에서 생각을 정돈해야 한다.

환자와 가족 모두 병원과 친구가 될 수 있으면 좋겠다. 그들에게 병원 냄새가 향기로웠으면 좋겠다. 환자의 괴로움과 외로움을 달래기 위해 병원에서 진심으로 도움을 청할 수 있으면 좋겠다. 의사들이 환자만을 생각할 수 있는 환경이 만들어지면 좋겠다. 아픈 이가 병원을 떠나며 분노 속에서 공포에 휩싸이는 일이 벌어지지 않았으면 좋겠다.

환자가 병원에서 기꺼이 도움을 청하기 위해서는 병원이 그리고 병원에서 일하는 모든 의료진들이 자신을 위해 최선을 다해줄 것이라는 믿음이 필요하다. 모든 결정과 판단을 하는 데 있어서 환자만을 위할 것이라는 믿음, 오롯이 내 편일 것이라는 확신이 필요하다. 이러한 신뢰와 존중을 주고받기 위해 환자와 병원 그리고 의료진들은 끊임없이 노력할 필요가 있다.

## 세상과 친구 하기

지난 겨울 중환자실에 누워 삶과 죽음 사이를 오가던 박 사장이 김 박사의 진료실에 들렀다. 진료를 받기 위한 방문은 아니었다. 손에 무거운 가방 하나가 들려 있었다. 가방에서 무언가 꺼내면서 껄껄 웃는 모습에서 뿌듯한 자랑이 느껴졌다. 내놓은 물건은 놀랍게도 감자와 오이였다. 농부도 아닌 이가 회사를 꾸리는 일만으로도 겨를이 없었을 텐데 봄부터 그것들을 손수 키웠다고 한다. 새싹이 나고 꽃이 피고 열매가 맺는 것이 꼭 당신을 회복시키신 그분의 경이로운 솜씨였다고 말하며 기뻐한다.

심각한 질환을 극복하고 새로 얻은 삶은 그 자체로 두 배의 기쁨이다. 존재하는 것 이상의 보람이다. 하물며 세상에 베풀며 사는 하루하루는 과거의 한 달보다 값질 것이리라. 이제 박 사장의 얼굴에는 한 톨의 욕심도 없다. 이웃과 세상과 함께하는 여유가 넘쳐흐른다. 위와 아래의 엄한 질서를 버리고 세상을 껴안는 넉넉함을 선택했다. 오늘 선물 받은 감자와 오이는 그래서 더욱 값지다. 그의 각별한 사랑과 함께 나눔의 미덕을 전해 받은 것이다. 박 사장의 과거와 미래가 그리고 더 없는 정성이 모두 합쳐진 보물이다.

박 사장은 내년에도 또 감자와 오이를 심겠다 했다. 당신에게 삶이 주어지는 동안은 틀림없이 흙에서 열매를 거두겠다고 말했다. 당신이 그토록 어렵게 새 삶을 얻었듯이 한 알의 잠든 씨앗에게 놀라운 생명의 기회를 주겠노라 말했다.

심각한 질환에서 어렵게 회복한 후에 정신적으로 더욱 성숙해져서 삶을 더 아름답게 만들어가는 환자들이 적지 않다. 그들은 사회와 그리고 세상 사람들과 좀 더 가깝게 지내고자 결심한다. 사회를 풍성하게 하는 일에 새로 얻은 삶을 바치며 살아가겠다고 결심한다. 진정 사회를 '친구'삼아 즐겁고 보람 있게 베풀며 살아가는 것이다. 고통과 불행을 웰빙과 행복으로 승화시킨 훌륭한 분들이다.

---

### "세상에 나서 좋은 일 한번 못했는데⋯⋯"

어젠 젊잖은 노인 한 분께서 진료실에 다녀가셨습니다. 진찰을 끝내고 옷 매무새를 고치신 환자분은 밖에 기다리는 이들에게 미안하다고 하시며 조심스레 말씀을 꺼내셨습니다. 여러 차례 혼수에 빠지기도 하고, 때문에 몇 번이나 입원 치료도 받았던, 그래서 수많은 의사들을 만났던 노인이십니다. 어떤 때는 젊은 의사의 서툰 솜씨 때문에 맥없이 고통을 당하기도 했고 언젠가는 의사들의 게으름 때문에 오랫동안 복통의 괴로움을 겪기도 했던 분이십니다. 그러나 한 번도 목소리를 높인 적 없고 흔쾌히 몸을 맡기며 한결같은 믿음을 주셨던 분입니다.

"세상에 나서 좋은 일 한번 못했는데 죽은 뒤 병든 몸이나마 내놓으려면 어찌해야 하겠소 어디 가면 내 몸 내놓을 약속을 하고 갈 수 있는지 오늘 나온 김에 거기에 들러가게 해 주시오" 팔순 노인께서는 이제 죽음을 준비하시려나 봅니다. 푸근한 마음으로 세상과 작별하시려나 봅니다. 수 년간 함께한 의사에게 이제 마지막을 말씀하십니다. 지금껏 여러 차례 어려움을 잘도 이겨 냈는데 이젠 힘든 싸움을 끝내시려나 봅니다.

- 김 박사의 병행기록에서: 마지막을 준비하는 환자에게 할 말을 잊고

## 마음의 치유

정연복

칠흑같이 캄캄하고
숨이 막히는 공간에도

작은 창문 하나를 내어
한줄기 빛이 찾아오면

한순간에 밝음이 깃들고
시원한 바람이 불어온다.

지금 나의 삶이 밀폐된
골방에 갇혀 있는 것 같아도

가슴에 창문 하나를 만들고
애써 좋은 마음을 먹으면

자유와 행복의 광장으로 통하는
길이 열릴 수 있다.

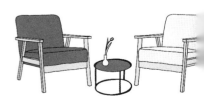

# 참고문헌

Frank A, *The Wounded Storyteller: Body, Illness and Ethics* 2nd ed., University of Chicago Press, Chicago, IL, USA, 1995

Carver C, Connor-Smith J, Personality and coping, *Ann Rev Psychol* 61: 679-704, 2010

Marini MG 저, 정영화·이경란 역, 『이야기로 푸는 의학』 학지사, 2020

Sharot T, Riccardi A, Raio C, Phelps E, Neural mechanisms mediating optimism bias, *Nature* 450:102-105, 2007

Sharot T, The optimism bias, www.theguardian. com/science/2012/ Jan/01, 2012

# 07
# 환자와 가족의 사랑이야기

방금 회진을 마친 김 박사는 따뜻한 커피잔을 감싸 쥐고 진료실 창가에 섰다. 한강이 한눈에 보이는 진료실이 평화롭다. 그러나 김 박사의 마음은 지금 몹시 시끄럽다. 안타까운 노인 환자를 만나고 오는 길이기 때문이다. 커피 한 모금으로 입을 적신 김 박사는 책상에 앉아 병행기록을 적는다.

"영감님, 세상 이치를 훤히 꿰뚫어 보시는 당신께서 도대체 무얼 위해 그렇게 가족들의 억장을 무너뜨리고 계십니까? 누구보다 사랑하는 식구들의 얼굴에서 당신이 겪고 계신 것 못지않은 고통이 보이지 않습니까? 밤새 꼼짝하지 않고 식사마저 거부하는 당신의 무표정이 얼마나 자식들의 가슴을 찢어놓고 있는지 당신은 정녕 그 아픔을 모르고 계신 것은 아니지요?

영감님께선 오랫동안 통증을 겪으신 후에야 가족들에게 이끌리어 병원을 찾으셨습니다. 그리고 하늘이 무너지는 얘기를 들으셨습니다. 당신의 몸속에서 종양이 자라고 있다는, 그냥 두면 앞으로 점점 더 자라서 더 심한 통증을 일으킬 것이라는, 그래서 밤에 잠을 이루지 못할지도 모른다는 그런 얘기를 들으셨습니다.

영감님께선 아무 말씀도 하지 않으셨습니다. 손을 잡고 위로를 드리려는 가족들의 눈길도 단호하게 뿌리치셨습니다. 그토록 사랑을 쏟아부으시던 당신의 가족들을 애써 외면하고 계십니다. 열심을 다해 병마를 이겨내야 한다는, 다행히 당신께 아직 싸워 나갈 힘이 남아 있다는, 힘쓴 만큼 좋은 성과를 기대할 수 있다는 의사의 격려도, 언제까지나 당신과 고통을 함께하겠다는 가족들의 호소도 영감님께선 도무지 들으려 하지 않으십니다.

그렇다고 모든 걸 포기하고 항복하신 건 아닙니다. 그저 지금 화가 나 계신 줄을 우린 압니다. 그리고 끝내 추스르고 일어나 몹쓸 친구와 힘을 다해 겨루실 것도 우린 굳게 믿고 있습니다. 단지 당신께서 홀로 계시는 긴 시간 동안 얼마나 외롭고 황량할까, 긴 침묵 속에서 스스로 빠져 드실 깊은 어둠의 질곡이 얼마나 당신을 무섭게 상처낼까 안타까울 따름입니다.

영감님, 오늘은 부디 입을 열어 주십시오. 길고도 어려운 질환의 여정을 함께하기 위해 아드님께서 드리는 조반을 그리고 당신을 향한 가족들의 따뜻한 사랑을 예전처럼 웃으며 받아 주십시오. 그리고 내일은 우리 함께 당신과 겨루는 '고약한 친구'를 향해 화살을 당기기로 약속해 주십시오. 당신께서 겪는 오늘의 시련이 끝내 온 가족의 환희로 바뀔 수 있다고, 영감님, 우리 굳게 믿기로 합시다."

어느 날 갑자기 심각한 질병을 얻게 되면, 처음에 환자들은 깨진 건강상태를 받아들이기 힘들어 고통을 받는다. 앞으로 닥칠 증상과 치료에 따른 고통을 떠올리면 불안하고 우울해지기 마련이다. 자신의 미래가 걱정되어 화를 내기도 하고 눈물을 흘리기도 한다. 사랑하는 가족들에 대한 걱정으로 먹먹한 감정에 빠지기도 한다. 어떤 환자는 불안을 침묵으로 대변하고, 다른 환자는 난폭한 행동으로 비명을 지르기도 하며, 또 다른 환자는 주위 사람들과의 관계 단절을 선언하기도 한다. 그러나 시간이 경과하면서 대부분의 환자들은 자신들의 상황을 받아들이고 점차 참을 수 없는 마음의 고통에서 조금씩 벗어나기 시작한다. 질병을 극복하는 과정을 통해, 그 정도와 방향에 조금씩 차이가 있을 수 있지만, '질병과 친구가 되는 일'에 성공한다. 질병과 동행하면서 끝내는 가족과 이웃을 위하고 사랑하는 마음을 되찾는다.

어느 가정이든지 식구들 중 누군가가 환자가 되면 대놓고 크게 웃지 못한다. 하염없이 눈물이 나지만 이마저 삼켜야 할 때가 많다. 가족은 오랜 시간 동안 다양한 경험, 즐거움 그리고 아픔을 공유해 온 공동체이다. 특히 우리나라에서는, 자신의 평안보다 가족의 행복을 우선적으로 생각하고, 가족의 고통을 자신의 아픔보다 더 고통스럽게 생각하는 경우가 많다. 환자들이 질병을 얻어 절망에 빠졌을 때, 가족과 돌보미들의 사랑과 헌신은 환자로 하여금 희망을 갖게 해줌으로써 고통 속에서 헤어날 수 있는 힘을 보태 준다. 우리는 이러한 관계 속에서 무한하고 고귀한 사랑을 보게 된다.

앞에서 소개했듯이, 마리니 박사 역시 의사와 환자 간 그리고 환자와 가족 간의 '관계'를 강조한다. 환자들이 심각한 의학적 문제를 극복해 나가기 위해서는 이러한 '관계'가 선행되어야 한다고 힘주어 말한다. 특히 장기간에 걸쳐 스트레스를 받아야하는 만성적 상황에서는 더욱 그러하다. 그리고 덧붙인다. "가장 훌륭한 대처와 극복은 개방적이고 친밀하며 진정한 관계, 논쟁과 토론을 통한 타협이 가능한 그런 관계에서 시작된다."Marini MG 저, 정영화·이경란 역, 『이야기로 푸는 의학』, 2020 그러나 가족들은 환자를 사랑해야 한다는 의무감에 휩싸여 적절하고 균형 잡힌 관계, 논쟁과 토론을 통한 타협이 가능한 조화로운 관계를 잊기 쉽다. 평상시 부모와 자식 간에도 일방적이고 조화롭지 못한 관계로 인해 갈등이 생기는 일이 드물지 않음을 고려하면, 위기의 순간에 가족 간 불협화음이 발생할 수 있다는 사실은 어렵지 않게 이해할 수 있다.

김 박사는 젊은 시절 진료실에서 창밖을 보며 적어놓은 이야기 하나를 꺼내보며 회상에 잠긴다. 「내 맘을 사로잡은 너」라는 제목이 붙어 있었다.

"누군가를 대가없이 사랑한다는 것은 아름다운 일입니다. 비 오는 날, 내 몸 젖는 것은 괜찮아도 그의 옷에 튀는 물 한 방울이 고통스러운 것은 옆에서 보기에도 흐뭇한 사랑입니다. 잠시라도 눈에서 뗄 수 없는 모습, 맘속에서 지울 수 없는 예쁜 모습이 있다면 그건 당신을 사로잡은 사랑입니다. 그리고 애틋한 관심입니다. 그걸 누가 미워할 수도 시기할 수도 없습니다. 아무리 지나친 관심도 대놓고 싫어하기 힘듭니다. 그렇지만 거기에 조금이라도 자신을 위한 의도가 숨겨지면 그때는 사랑이 잔소리가 됩니다. 귀찮아지고 싫어집니다.

어제 아들놈과 아내는 줄다리기를 했습니다. 아내는 사랑이라 했고 아들놈은 귀찮은 잔소리라 했습니다. 아내는 애처롭게 '내 맘을 사로잡은 너!'라 했고 가여운 아들놈은 '이젠 제발 그만!'이라 말했습니다. 아내는 아들의 얄팍한 즐거움을 포기하라 했고 아들은 어미의 이기적인 사랑을 거부했습니다. 끝이 없는 샅바싸움을 쳐다보면서 안타까움을 느낍니다.

조용한 시간이 되면 아내는 이내 느낄 겁니다. 지쳐버린 아들놈이 안됐다고…… 그리고 그건 부분적으로 자신의 욕심이었다고…… 착한 아들은 또 머리를 긁적일 겁니다. 왜 이리도 어미의 따뜻한 속내를 몰랐었는가 생각하며…… 그리곤 멋쩍게 어미 품에 안길 겁니다.

저는 아내가 조금만 아들에게서 멀어졌으면 좋겠습니다. 하루 종일 사로잡혀 사는 모습이 애처롭습니다. 그리고 진정 그 애를 위한 충고만 가려서 했으면 좋겠습니다. 애들은 커가면서 어미에게 제 맘을 모두 주려 하지 않는 법이니까요. 저는 아들놈이 넓은 가슴을 가졌으면 좋겠습니다. 고통이라 여겨지는 어미의 사랑도 여유 있게 받아들일 수 있길 진정으로 바랍니다. 그것은 남을 사랑할 수 있게 키워주는 바로 그 위대한 힘의 시작이기 때문입니다.

오랜 세월 동안 똑같이 반복해 온 어미와 아들의 줄다리기를 보면서 풀 수 없는 수수께끼를 느낍니다. 그러나 여기서부터 우린 삭막하

지 않은 평화를 키워왔고 어둠과 싸워 이기는 지혜를 얻었으며 공
평히 나누는 따뜻한 마음씨도 싹틔워왔음을 부인하기 어렵습니다."

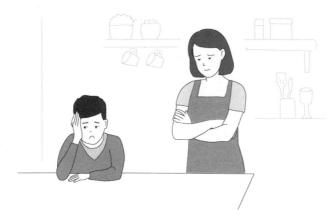

● 그림1 갈등하는 엄마와 아들
엄마의 하염없는 사랑이 때론 아들에게 구속으로 느껴질 수 있다.

## 가족의 환자 사랑

"배가 몹시 부르고 기운이 없어 숨쉬기조차 괴로운 중년 여인이 아들 손에 이끌려 병원에 왔습니다. 오늘 아침에 피를 토한 후 점점 더 기운이 없어지고 정신이 흐려져 끝내 막내딸조차 알아보지 못했습니다.

환자는 꼼짝도 하지 않았습니다. 두 팔을 가슴에 조아리고 다리를 조금 구부린 자세, 엄마 배 속에 있던 그 모습으로 눈동자도 움직이지 않았습니다. 응급조치를 받은 환자는 먹을 것도 마실 것도 모두 거부했습니다. 이제 더 이상 시간을 끌 필요가 없다는 당황스러운 표시만 간간히 했습니다. 이것으로 충분하다고 그녀는 눈물로써 말을 대신합니다. 수 년 동안 간경변증을 앓아온 환자는 이제 아이들에게 짐스러운 시간을 더 이상 원하지 않는다고 했습니다. 세상에 나서 할 일은 다했다고 말했습니다. 더 이상 여한이 없노라고 했습니다. 하늘의 뜻을 고분고분 따르겠다고 단호하게 말했습니다.

바쁘게 뛰어다니던 간호사도 긴장 속의 의사들도 할 말을 잊은 그 순간, 하나님의 음성을 전한 이는 맑은 표정으로 다가온 그녀의 아들입니다.

이제 갓 스물을 넘긴 아들은 눈가를 촉촉히 적신 채로 표정 없는 어머니의 두 손을 감싸 쥐었습니다. 그리고, 하나뿐인 보물을 다루는 정성으로, 도움을 적절히 청할 줄 아는 현명함으로, 서두르지 않는 침착함으로, 긴 시간을 인내할 줄 아는 한결같음으로, 주위 사람들을 배려하는 따스함으로 서서히 어머니의 마음을 녹였습니다.

그녀는 요즘 열심히 운동을 합니다. 사랑스러운 가족들과 함께할 새로운 시간을 기다립니다. 당신이 아들의 짐이 아니라 더할 수 없이 귀한 보물임을 스스로 느꼈습니다. 헛되지 않았던 지난 여정에 감사하며 자랑스런 아들을 꼬옥 안아봅니다." (김 박사의 병행기록에서)

환자들이 질병을 얻은 후 이를 친구로 받아들이고 마침내 질병과 함께하는 여정을 확립할 때까지 환자와 가족들은 불안, 분노, 타협, 승화 등 다양한 감정의 계곡을 건너게 된다. 특히 만성 질환이나 심각한 질환을 앓는 환자들은 갑자기 닥친 불행과 고통 속에서 한없는 절망과 외로움을 겪게 된다. 질환에 대한 분노로 사회생활에도 많은 지장을 받게 되고 끝내 주변 환경으로부터 분리되는 이중 삼중의 괴로움을 경험하게 된다. 이런 상황에서 환자의 극복 의지를 불러일으키는 힘은 주로 환자와 가까운 사람들, 가족을 포함한 돌보미들로부터 나온다. 환자들은 돌보미들의 헌신과 사랑을 통해 질환을 극복하는 데 가장 중요한 원동력을 얻을 수 있다. 돌보미들의 사랑이 환자의 닫힌 마음을 열게 하고 환자의 극복 의지를 향상시킬 수 있다. 반면에, 가족이나 친구로부터 지지를 받지 못한 환자들은 자신들의 질병을 잘 극복하지 못할뿐더러 상대적으로 치료에 소극적이었음이 보고되고 있다. 셔스터먼 Shusterman의 연구는 환자 가족의 태도가 환자의 치료와 그 결과에 지대한 영향을 미치고 있음을 이미 오래전에 잘 보여준 연구다.Shusterman LR, 1973

환자 주변 사람들의 사랑과 관심은 특히 면역체계에 영향을 주어 질병의 발생을 예방하고 환자들의 치료에도 긍정적인 영향을 미칠 수 있는 것으로 알려져 있다. 우리에게 잘 알려진 신경정신과 의사인 이시형 박사는 그의 저서 『면역이 암을 이긴다』에서 이런 주장들을 정리한다. 그는 "면역계에 가장 큰 영향을 미치는 건 스트레스다. 요즘에는 이에 관한 기초연구들도 많이 진행되어서 스트레스와 신경면역계가 직접적인 연관성을 가지고 있다는 증거들을 다수 제시하고 있다"고 기술하고 있다.이시형, 2017

그러나 이러한 가족들의 사랑과 헌신을 통해 질환과의 아름다운 여정을 만들어내는 일은 끝내 환자 자신의 몫이다. 환자 스스로가 긍정적이고 적극적이며 개방적인 마음을 가져야만 가능한 일이다. 다시 말해, 환자가 사랑하는 가족들과 소통하고 그들과 기꺼이 '친구'가 되어야만 가능한 일이다.

## 사랑하는 아내의 아픔은……

쓰러질 듯 고통스러운 부인과 함께 깔끔한 중년 신사 한 분이 진료실로 들어오셨습니다. 그는 조심스레 부인을 의자에 앉힌 후 품속에서 종이 몇 장을 꺼냈습니다. 그 종이에는 사관이 역사를 기록하듯이 꼼꼼하게 적은 환자의 증상과 치료에 관한 기록들로 가득 채워져 있었습니다. 훈련된 의사들도 쉽게 만들 수 없을 것같은 이 보고서는 남편이 손수 기록한 것입니다.

그의 눈은 말했습니다. "사랑하는 아내를 살려주십시오"라고 "어떤 희생도 어떤 고통도 모두 감수하겠습니다"라고 "지금까지 가꾸어 온 아름다운 정원은 아내의 손은 잡고 함께 앉아 있을 때에만 의미가 있습니다"라고 그리고는 혼자 앉아 있기에도 힘겨운 아내를 부축해 주었습니다.

사랑한다고 가볍게 말하다가도 쉽게 남이 되어버리는 세상, 참아야 하는 고통은 부담스러워하고 즐거움만을 탐하기도 하는 세상 속에서, 이 중년 신사의 아내 사랑은 당연하지만 그리 쉬운 일이 아닐 겁니다.

어제도 그 분은 아내 곁을 지켰습니다. 그는 아무 말도 하지 않았습니다. 단지 아내의 자그마한 미소 한 조각에 만족해하고 있었습니다. 그는 서두르지 않습니다. 아내가 다시 밝고 크게 웃어줄 것을 확실히 믿고 있기 때문입니다.

- 김 박사의 병행기록에서: 남편의 애틋한 아내 사랑을 보며

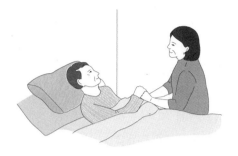

● 그림 2 환자와 가족

환자는 가족들의 사랑을 통해서 질환을 극복하는 데 가장 중요한 극복 의지를 키울 수 있다.

## 가족들의 사랑이 일으킨 변화

김 박사의 병행기록에는 가족들의 사랑이 환자의 완고한 태도와 잘못된 선택을 바꾸어 놓은 사례들도 등장한다.

### 당신이 혼자가 아님을……

"양미간에 또렷한 주름 세 개, 양 팔은 가슴에 모으고 웬만해선 움직이지 않으려 합니다. 사람들과 눈을 마주치려 하지 않고 말소리도 가늘어집니다. 그리고 종종 울음 같은 소리를 냅니다.

이런 환자들은 몸보다 마음이 더 아픈 이들일 가능성이 높습니다. 잠깐 버티기에도 마음이 무겁고 짐스러운 환자일 수 있습니다. 그동안 겪은 고통보다 다가올 괴로움이 오히려 더 두렵게 느껴지는 이들일 수 있습니다. 수백 가지 약 처방보다 가족들의 사랑이 그리고 이웃들의 따뜻한 배려가 필요한 환자들입니다.

지난 번 입원했을 때 식사를 거부하며 가족들과 의료진의 속을 뒤집어 놓았던 영감님께서 다시 오셨습니다. 질병의 상태는 크게 변하지 않았는데 영감님의 이마에서 주름이 사라졌습니다. 목소리에 힘이 생겼고 산책도 즐기십니다. 아마 이번엔 지난번보다 쉽게 치료를 이겨내실 것 같습니다.

가족들의 사랑을 느끼셨을 겁니다. 당신이 혼자가 아님을 아셨을 겁니다. 지금까지 겪은 당신의 시간들이 결코 헛되지 않았음도 아셨을 겁니다. 열심히 애쓴 후에 결과는 하늘의 뜻임을 깨달으셨을 겁니다. 힘든 시간 내내 동행해주는 이웃들을 당신께서는 마음으로 보셨을 겁니다.

주변에 마음이 아픈 이들이 줄어들면, 이들에게 따뜻한 악수가 전해질 수 있으면, 그래서 그들이 다시 힘을 내어 일어날 수 있으면 정말로 좋겠습니다." (김 박사의 병행기록에서)

가족들의 환자에 대한 사랑은 참으로 애틋하고 감동적이다. 그러나 사랑하는 방식은 사람들마다 참으로 다양하다. 진료실에서는 다양한 가족들과 그들의 사랑을 만날 수 있다. 환자의 고통을 함께 느낀다며 환자를 부둥켜안고 통곡하는 가족, 환자에게 불편이나 고통을 주는 일들을 막아보겠다고 앞뒤 가리지 않고 자기주장을 펴는 가족, 객관적인 증거나 지식 없이 환자의 치료에 앞장서겠다며 소위 '특효약'을 권하는 가족……

환자의 가족들은 진료실에서 마음이 위축되기 쉽다. 사랑하는 가족의 고통을 보며 마음이 몹시 아프다. 이럴 때 가족들은 쉽게 조급해진다. 마음이 허전하고 불안한 가족들은 지푸라기라도 잡는 심정으로 무언가 신통한 것을 찾기 쉽다. 과장된 유혹도 그럴듯해 보인다. 소위 특효약에 매달리기 십상이다. 그런데, 사랑으로 포장된 가족의 행동이 어떤 경우에는 환자의 불안을 증폭시키고 환자에게 오히려 해를 끼치며 제대로 된 치료를 받을 기회를 빼앗을 수도 있다.

환자의 가족들은 "환자에게 질병에 대해 사실대로 알려 주는 것이 좋을까?"와 같은 의문처럼, 사례마다 그 답이 다를 수 있는 문제에 부딪치기도 한다. 이런 경우를 만나면 스스로 조급하게 결론을 내리지 말고, 같은 문제를 오랫동안 겪고 고민하고 공부하고 있는 의료진들과 마음을 열고 상의하면 어떨까? 함께 의논하여 진정 환자를 위하는 방법이 무엇인지 신중하게 찾아내면 어떨까? '따뜻한 진료'는 환자를 위한 환자중심의 진료이고, 의료진들은 이런 진료를 시행하도록 교육받고 훈련된 사람들이기 때문이다.

## 김 박사의 '명약'

김 박사 역시 몸이 아픈 환자일 때가 있다. 그러나 그는 임상의사이기 때문에 몸이 아파도 환자를 돌보는 일을 마다할 수 없다. 외롭고 괴로운 시간을 혼자 이겨내야 하는 경우가 드물지 않다. 김 박사는 수련의 시절 편도선염으로 고열을 겪었던 시간을 기억하고 있다. 그때 그는 응급실로 찾아온 동년배 편도선염 환자를 치료해야만 했다. 그 환자의 체온은 김 박사보다 높지 않았다.

김 박사가 임상의사로서 수많은 환자들의 손을 잡아주고 평안함을 찾아주기 위해 노력하고 있지만, 그도 환자가 되면 가족의 사랑이 필요하다. 가족의 사랑을 통해 몸과 마음을 추스를 수 있는 힘을 얻는다. 어떤 약보다도 효과가 좋은 '명약'인 셈이다.

### 온몸이 굳어지는 충격!

이번 감기는 정말 지독했습니다. 이삼일 동안 미열이 있고 쿡쿡 쑤시다가 제 풀에 물러나고 말던 예전 것과는 전혀 달랐습니다. 일을 하려고 잠시 동안 집중하면 어지럼증이 생기고, 뭐 좀 먹어야 살겠구나 해도 도저히 음식을 넘기기 힘들었습니다. 넘긴 것은 소화해내기 힘들었습니다. 속이 더부룩하고 구역질도 났습니다. 명색이 병을 치료하는 의사인데 그까짓 몸살감기 때문에 맥을 쓰지 못하는 게 쑥스럽고 죄인인 것 같아 애들한테는 비밀로 했습니다. 혼자서 병 치레하며 어렵게 하루를 마감하고 귀가했는데…… 아내의 외출이 길어져 하는 수없이 아픈 몸으로 밥상을 차려야 할 판. 손발 씻고 편한 옷차림으로 주방으로 향했습니다. 이때 느껴지는 전율! 온몸이 굳어지는 충격!

어느새 식탁엔 식사가 말끔하게 준비되어 있었습니다. 음식이야 솜씨 좋은 아내 작품이겠지만 도대체 누가 이렇게 예쁘게 상을 차려 놓았을까? 아무리 주위를 둘러봐도 태연하게 물을 떠서 받쳐들고 먼저 드시라고 기다리는 까까 머리 철부지 아들놈밖에 없는데…… 그럼 친구와 전화할 때 빼놓곤 아직 네 댓 살 배기로 밖에 보이지 않던 이 녀석이 기운 없는 아비의 비밀을 눈치 챘다는 말인가? 제 방 하나도 제대로 정리하지 못해 저녁마다 어미와 티격태격하는 이 녀석이……?

아들과 함께 오랜만에 편안한 식사를 했습니다. 식사 후에도 더부룩하지 않았습니다. 구역질도 없었거니와 어지러움도 사라졌습니다. 내일 출근길에는 발걸음도 가벼울 것 같습니다.

곱게 자란, 이토록 훌쩍 커버린 아이가 기껍습니다. 남을 배려하는 마음이 고맙습니다. 가끔씩은 친구들의 마음도 이렇게 헤아릴 수 있을 것으로 믿으니 그게 더 대견합니다.

- 김 박사의 병행기록에서: 스스로 가족의 사랑을 경험하고

# 환자의 가족 사랑

"영민이 아빠가 오늘은 퇴원을 조릅니다. 집에 가면 잠도 좀 자고 맘이 편할 것 같다고 합니다. 그러나 그가 이번에 퇴원하면 다시는 돌아오지 못할 겁니다.

그는 고통을 잘 참으며 어려운 치료를 견뎌냈습니다. 항상 당신의 고통을 감추고 두려워하는 아내의 손을 꼬옥 잡아주었습니다. 당신을 걱정하는 아들을 오히려 위로해주던 환자입니다. 잠을 이룰 수 없이 아팠던 건 바늘로 찌르는 통증이 아니었습니다. 사랑하는 아들과 아내가 겪는 먹먹함과 공포입니다.

그동안 힘든 치료를 그는 잘 이겨냈습니다. 견뎌준 덕분에 얻은 2년의 짧은 시간은 가족들을 위한 마지막 봉사였습니다. 정원에 심어 놓은 묘목들이 혹시라도 말라 죽지 않도록 그는 정성을 다해 흙을 북돋우고 물을 뿌렸습니다. 나무가 자라 열매를 맺을 수 있을지 그는 모릅니다. 정원이 예쁜 꽃들로 가득 채워질지 그는 알 수 없습니다. 물을 주는 그의 손은 단지 기도할 뿐입니다. 이 나무들이 잘 자라서 아름다운 정원을 만들고, 그 속에서 아내와 아들이 편안한 마음으로 당신을 추억할 수 있기만을.

이제 그만의 시간이 필요합니다. 그는 이제 좀 쉬고 싶어합니다. 어렵게 잡고 버텨온 줄을 이젠 놓으려 합니다.

마지막 시간에 그에게 통증이 찾아올지 모릅니다. 하지만 그에게 그것은 참을 수 없는 고통이 아닐 겁니다. 그의 마음속에는 오로지 아내와 아들이 너무 오랫동안 슬퍼하지 말고 용기 있고 씩씩하게 살아주길 바라는 마음뿐이기 때문입니다. 아무 말도 하지 못하고 눈시울만 적시는 아내의 손을 잡은 그의 눈에는 평화로운 휴식이 있었습니다. 그리고 잔잔한 기도 소리가 들렸습니다." (김 박사의 병행기록에서)

심각한 질병을 가진 환자가 있는 가정에서는, 질병으로 고통받는 환자는 물론 환자를 장기간 돌보는 가족들 역시 일상생활의 붕괴와 사회활동의 불균형을 경험하게 된다. 그 결과, 환자의 가족들이 불안과 우울을 경험하는 경우가 적지 않은 것으로 보고되고 있다.Williamson, et al., 1998; 김계숙, 2016 그리고 환자 가족들이 겪는 불안과 우울은 환자들의 정신건강은 물론 환자들에게 제공하는 돌봄의 질에도 부정적인 영향을 미칠 수 있어서Williamson and Shaffer, 2001, 종국에는 환자와 가족 모두의 삶의 질을 낮추는 결과를 초래하는 것으로 알려져 있다. 그러므로, 질환과의 여정에서 환자와 가족 간의 사랑은 필수적이다. 그리고 이는 일방향적이기보다 상호 간에 양방향적이어야 할 것이다.

질병과의 평화로운 동행에 성공한 환자와 가족들이 가지고 있는 공통된 특징은 **사랑**이다. 환자를 향한 가족들의 사랑은 환자가 질환 상황을 긍정적으로 받아들일 수 있도록 하는데 가장 큰 힘이 된다. 이런 과정을 통해 어려운 질병을 성공적으로 극복하여 '질병과 친구가 된' 환자들은 자신들의 생활에 감사하며 모든 일에 긍정적인 생각을 가지게 된다. 또한, 이러한 가족들의 사랑은 다시 환자의 가족을 향한 고귀한 사랑으로 되돌아온다. 환자들은 자신들에게 헌신적인 사랑을 베풀어준 가족들과 돌보미들에게 감사하는 마음을 가지게 된다. 자신들의 치료에 최선을 다해준 의료진과 병원과도 쉽게 친구가 되고, 끝내는 사회에 사랑을 전하는 역할을 기꺼이 담당하겠다고 결심하게 된다.

## 하나뿐인 딸애를······

꾸짖는 아버지도 속으로는 자식들을 아끼고 사랑하며, 엇나가는 자식도 부모의 처진 어깨가 안타깝습니다. 하물며 병으로 괴로워하는 가족이 있다면 차라리 내가 대신 아프고 싶어집니다.

누구와 기쁨을 함께하기는 쉬워도 오랫동안 계속되는 고통을 같이하기란 말같이 쉽지 않습니다. 연애할 때 사랑한다던 뜨거움은 이내 식기 마련이고 텔레비전 뉴스에 가여워 흘린 눈물은 자칫 동정이기 쉽습니다. 정말 이유 없이 맘이 느긋해지는 건 어머니의 품속이기 때문이고 바쁘고 피곤해도 싫지 않은 노고는 세상에 둘도 없는 자식이 있기 때문입니다.

영감님께서 어제 눈물을 흘리셨습니다. 당신께서 간암으로 진단받은 후 벌써 일 년이 지나갑니다. 긴 시간 동안 반복되는 아픔 속에서 견뎌 오셨습니다. 이제 조금씩 기운이 돌아오는 것 같지만 워낙 힘든 씨름이라 작아지는 마음을 추스르기 힘듭니다. 늦게 얻은 하나뿐인 딸애를 서둘러 시집 보냈는데 내일이 명절이라 집에 온답니다. 병상에서 멀리 하늘만 쳐다보는 당신의 처지가 괴롭습니다. 아니 그것보다, 좋은 날 사랑하는 식구들에게 든든한 바람막이가 되지 못하고 그늘까지 만들어준 당신이 참을 수 없도록 미워집니다. 딸애의 변한 모습을 보며 어깨를 토닥거려 주고픈 마음, 세상 사는 지혜를 말해 주고픈 자그마한 욕심마저 그에겐 허락되지 않습니다. 영감님께선 그게 그토록 슬프신 겁니다.

좋은 날, 영감님의 가족들에게 좋은 일만 있었으면, 빨리 영감님께서 일어나셔서 따님의 손을 곱게 어루만져 주셨으면, 큰 달 아래 모든 이들에게 더 큰 기쁨이 함께 했으면, 그랬으면 좋겠습니다.

- 김 박사의 병행기록에서: 자신의 아픔보다 가족의 행복만을 생각하는 환자를 보며

## 겨울 사랑

박노해

사랑하는 사람아
우리에게 겨울이 없다면
무엇으로 따뜻한 포옹이 가능하겠느냐
무엇으로 우리 서로 깊어질 수 있겠느냐

이 추운 떨림이 없다면
꽃은 무엇으로 피어나고
무슨 기운으로 향기를 낼 수 있겠느냐
나 언 눈 뜨고 그대를 기다릴 수 있겠느냐

눈보라 치는 겨울밤이 없다면
추워 떠는 자의 시린 마음을 무엇으로 헤아리고
내 언 몸을 녹이는 몇 평의 따뜻한 방을 고마워하고
자기를 벗어버린 희망 하나 커 나올 수 있겠느냐

아아 겨울이 온다
추운 겨울이 온다
떨리는 겨울 사랑이 온다

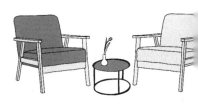

# 참고문헌

김계숙, 호스피스 병동 말기 암환자 가족의 돌봄 경험에 관한 현상학적 연구, 『한국가족사회복지학』 52:35-66, 2016

김계숙, 김진욱, 말기 암환자 가족의 돌봄 부담이 불안과 우울에 미치는 영향: 결속형 사회적 자본과 가교형 사회적 자본의 매개효과, 『보건사회연구』 39(3):73-113, 2019

이시형, 『면역이 암을 이긴다』, 한국경제신문사, 2017

Marini MG 저, 정영화·이경란 역, 『이야기로 푸는 의학』, 학지사, 2020

Shusterman LR, Death and dying: A critical review of the literature, *Nurse Outlook* 21(7):465-471, 1973

Williamson GM, Shaffer DR, Relationship quality and potentially harmful behaviors by spousal caregivers: How we were then, how we are now, *Psychology and Aging* 16(2):217-226, 2001

Williamson GM, Shaffer DR, & Schulz R, Activity restriction and prior relationship history as contributors to mental health outcomes among middle-aged and older spousal caregivers, *Health Psychology* 17(2): 152-162, 1998

# 08
# 환자를 배려하는 사회

　누구든지 예기치 않게 다치거나 질병을 얻어 환자가 될 수 있다. 환자가 되면 우리는 서둘러 병원과 의사를 찾기 마련이다. 그리고 신속한 진단과 최선의 치료를 받아 건강을 되찾고 사회로 복귀하기 위해 노력한다. 이 과정에서 환자 자신과 의사 그리고 병원의 역할이 중요하다는 사실에는 이의가 있을 수 없다. 그러나 환자들이 최선의 치료를 받는 가운데 혹은 치료를 받은 후에 불편이나 차별 없이 사회생활을 하기 위해서는 그 이상의 무엇이 또 필요하다.

　진료를 마친 김 박사는 오늘도 마음이 가볍지 않다. 환자만을 생각하고 환자를 위한 진료를 제대로 했는지 돌아본다. 환자를 유혹하는 상술에 맞서 무엇을 했는지 반성한다. 환자들이 사회에서 받는 각종 차별을 목격하며 고통받는 환자들이 안타깝기 그지없다. 그는 무엇보다 우선적으로 환자를 배려하는 사회를 소망한다. 사회가 아픈 이들을 포함한 약자들에게 손을 내미는 일에 인색하지 않기를 바란다. 질병으로 고통받는 이들에게 더 이상의 아픔을 주지 않기를 바란다.

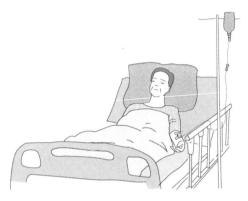

● 그림 1 환자

우리 사회의 대표적 약자인 환자들이 차별받지 않았으면 좋겠다. 그들을 좀
더 배려하는 마음들이 모이면 진정 정의롭고 아름다운 사회를 만들 수 있
지 않을까?

## 환자중심의 의료환경

### 무서운 여자

이제 갓 마흔이 된 여인이 진료실로 들어왔습니다. 손엔 아직 물기가 마르지 않았습니다. 일터에서 잠시 짬을 내어 병원에 들른 것이 틀림없습니다.

간 속에 박힌 담석 때문에 지난달엔 엄청난 고생을 했습니다. 고열과 통증으로 혼수상태였을 때에도 그녀는 서두르거나 당황하지 않았습니다. 남편을 부르지도 않았고 세상을 미워하지도 않았습니다. 체념이었습니다. 더 이상 아무에게 아무것도 기대하지 않았습니다. 찾아온 고통도 쪼들리는 살림도 남편의 냉랭함도 주위의 무관심도 모두 다 이젠 아무렇지 않다는 표정이었습니다.

겨우 고비를 넘겼지만 간 속에 있는 돌멩이는 계속해서 그녀를 괴롭히고 있습니다. 잠시 안정되었을 때 서둘러 수술을 받아야 합니다. 그녀와 마주앉아 오늘도 어김없이 그 얘기를 했습니다. 그녀는 말이 없었습니다. 그리고 진료실 천정만 쳐다보았습니다. 주어진 시간만큼만 살다가 미련 없이 가겠다는 대답입니다. 남편의 무능과 무관심까지도 빠짐없이 감싸 안겠다는 얼굴입니다. 쥐꼬리 수입 때문에 대상이 안 된다는 알량한 의료보호카드도 내 복이려니 받아들이겠다는 그런 표정입니다. "수술이요? 그거 힘 있는 사람들에게나 해당되는 거지요." 그녀는 이제 아무렇지도 않습니다.

무언가 공평하지 못하다고 생각됩니다. 그녀에게 주어진 좁디좁은 선택지가 몹시도 가슴 아픕니다. 그녀는 또 열이 날 겁니다. 그녀의 간은 이내 회복하지 못할 정도로 나빠질지도 모릅니다.

고통을 함께 나누는 사회이길 빕니다. 함께 어깨동무할 수 있기를 바랍니다. 그녀의 무표정이 무섭습니다.

- 김 박사의 병행기록에서: 무서운 여자 환자의 표정을 기억하며

환자중심의 의료환경을 조성하기 위해서는 무엇보다도 의료체계의 개선이 선행되어야 한다. 의료정책 입안자들과 병원 경영자들이 우리

나라의 의료체계에 대해 숙고할 필요가 있다. 궁극적으로 국민들의 삶의 질을 개선할 수 있는 효율적인 의료체계를 확립하고 이를 구체적으로 실행할 수 있는 방안들을 모색할 필요성을 절실하게 느낀다.

어떤 진료 과정은 보상하고 어떤 과정은 보상하지 않을지를 결정하고 복지체계를 위해 어떤 혁신적인 방법, 약물 혹은 새로운 도구들을 도입할지 여부를 결정하는 사람들이 의료체계를 개선할 수 있다. 이 문제와 관련된 전문가들은 인구, 역학적 예측 및 치료에 대한 반응 등에 관한 자료에 기초하여 어렵지만 올바른 결정을 내려야 한다. 제한된 의료 자원을 이용하여 최상의 효과를 낼 수 있는 방안들을 찾아내야 한다. 그런데 이와 같이 효율을 중시하는 방법론과 의료의 일반화로 인해 의료 혜택에서 소외되는 사람들이 생길 수도 있다. 앞에 소개한 김 박사의 병행기록에 나타난 사례 역시 질병에 더해 불합리한 의료체계로 인한 고통을 함께 겪고 있다고 볼 수 있다. 효율이나 일반화와 함께 질병을 겪는 환자들에 대한 개별적인 접근 그리고 질환뿐만 아니라 질환으로 고통받는 환자와 그 주변까지 함께 돌보는 의료체계의 확립을 기대해본다.

환자중심의 지속가능한 의료체계를 개발하는 데 강력한 걸림돌 중 하나가 방어의료의 남용이다. 즉, 의료 과실과 책임에 대한 클레임에 대비하기 위해 불필요하거나 특정 환자에게만 최선인 진단검사와 치료를 권하는 진료가 문제이다.

이탈리아의 이야기의학자 마리니 박사 역시 이 문제의 심각성을 지적한다. "연구에 의하면, 불필요한 병원 방문들 중 34%Scherz H and Oliver W, 2013가 왜곡된 방어의료 때문이라고 한다. 미국에서 세 번째로 많은 보건관련 직원들을 둔 잭슨 헬스케어에서 최근에 시행한 미국 임상의사들에 대한 조사에 따르면, 75%의 의사들이 소송을 피하기 위해 의학적으로 필요한 것보다 많은 검사, 처치 및 약물들을 처방했다고 한다. 갤럽은 미국에서 의료비용의 4분의 1, 즉 연간 6,500억 달러가 방어진료로 볼 수 있는 의료행위에 사용된다고 보고하고 있다. 이 비용은 곧바로 개별 국민들에게 전가되어 의료보험의 할증은 물론 공공 의료보험 프로그램을 위한 세금, 공동부담 그리고 현금지급 비용을 증가시킨다. 유럽, 특히 영국의 경우를 살펴보면, 병원 의사들을 대상으로 한 조사에서 78%(n=159)의 의사들이 이런 저런 방법으로 방어진료를 시행하였음이 밝혀졌다Ortashi O, et al., 2013. 이탈리아의 경우, 2015년 3월에 발간된 의료 당국의 보고서에 따르면, 약 80%의 임상의사들이 최소한 한 달에 한 번 정도 방어진료를 관행적으로 시행하고 있었다. 약 80%의 이탈리아 의사들이 고소당하지 않을까 하는 두려움을 가지고 불필요한 약물, 병원방문 검사 혹은 입원기간 연장들을 처방함으로써 이탈리아 국민들에게 국내총생산의 1%에 해당하는 금액을 부담시키고 있는 셈이다. 거버넌스의 틀에서 보면 시민들이 공적 혹은 사적 의료서비스의 비용부담자들이기 때문에, 방어의료로 인해 그들의 돈이 지혜롭게 사용될 수 없고 낭비될 수밖에 없다는 사실은 자명하다. 방어의료를 위해 지출되는 비용은 환자중심 서비스와 동떨어진 체계를 유지하는데 소모되는 불필요한 낭비이다."Marini MG 저, 정영화·이경란 역, 『이야기로 푸는 의학』, 2020

방어의료를 줄일 수 있다면 의료자원을 절약하여 보다 많은 환자들이 양질의 진료를 받을 수 있을 것이다. 특히 소외된 환자들에게 의료 혜택을 확대해줄 수 있는 환자중심적 의료환경을 만드는데 기여할 수 있을 것이다. 물론, 방어의료를 줄이는 일은 그렇게 용이하지 않다. 그리고 이를 실현하고 유지시키기 위해서는 다각적인 대책이 필요하다. 의사와 병원의 노력은 물론, 의료 수가의 현실화 그리고 국민의식의 변화 등도 동반되어야 한다.

## "환자를 유혹하지 마세요."

우리는 고난을 당했을 때 제일 먼저 이를 신통하게 해결해줄 무언가를 찾게 된다. 고통 속에서 마음이 허전하고 오그라들 때 우리는 그럴듯한 손짓에 유혹되기 쉽다. 혼자라고 느껴질 때 우리는 계산된 호의에도 쉽게 감격한다. 몸이 아픈 환자들은 마음이 작아지기 십상이다. 사랑하는 가족의 고통은 우릴 더욱더 아프게 한다. 이럴 때 우리는 조급해지기 쉽다. 과장된 유혹도 그럴듯해 보인다. 세상에는 환자와 가족들의 이런 간절함을 이용하는 유혹들이 적지 않다. 이러한 상술은 확인되지 않은 치료효과를 과장함으로써, 환자들에게 이중의 고통을 주거나 환자들이 정작 누려야 할 의료혜택을 포기하게 만드는 우를 범하게 할 수 있다. 환자들의 불안에 편승하여 의사-환자 관계를 흔들어대는 잘못된 사회적 통념이나 상업주의에 영합한 유혹들은 사라져야 한다. 이러한 것들은 환자와 보호자들이 의사에 대한 신뢰와 존중을 유지하는데 걸림돌이 될 수 있기 때문이다.

김 박사는 "괘씸한 사람들"이라는 제목에 이끌려 젊은 시절에 적어 놓은 병행기록 하나를 다시 읽어 본다. 환자를 유혹하는 사람들에 대해 적은 글이다. 간부전 환자들에게 간이식 수술마저 시행할 수 없었던 시절, 김 박사의 나이 30대 초반에 겪은 일이다.

"건장한 젊은이가 있었습니다. 한 달 전부터 간염을 앓았고 그래서 그는 약국과 병원을 번갈아 가며 다녔습니다. 그러나 오히려 점점 더 기운이 빠졌고 여기저기 쑤시는 고통이 심해졌습니다. 태어나서 처음으로 죽음을 느꼈다고 했습니다. 그의 나이가 이제 겨우 23살인데 말입니다. 그때까지 의사들이 말했답니다. 시간이 필요하니 기다리라고. 멀쩡하던 청년의 갑작스러운 고통은 부모들을 그리고 친지들을 답답하게 만들었습니다. 진시황제의 불로초는 아니더라도 그에겐 뭔가 신통한 게 필요하다고 생각했습니다. 중국에서 '특효약'을 구했고 쑥도 달여서 먹었습니다. 굼벵이도 좋다고 해서 먹었습니다. 돌미나리가 간에 좋다니 그것도 구해다 먹였습니다.

건장하던 젊은이의 오줌이 노래지더니 끝내 딴사람으로 변해 버렸습니다. 얼굴이 단무지처럼 노랗게 변했고 코피도 자주 났습니다. 다음엔 잠을 못 이루다가 곧이어 부모도 못 알아보는 게 아니겠습니까?

부모들은 '무언가 잘못되었구나……' 하고 큰 병원 응급실로 그를 데려왔습니다. 그래도 '못 믿을 의사들'이 그들에게 마지막 보루였습니다. 그리곤 아무 말도 하지 않았습니다. 그러나 그들의 눈가엔 눈물과 함께 그보다 더 강렬한 간절함이 있었습니다. 이 자식이 어떤 자식인데…… 아직 장가도 못 보냈는데…… 자라면서 부모 속 한번 썩인 적 없었는데…… 차라리 내가 먼저 가더라도 이 녀석은 안 돼!

이 정도로 간기능이 나빠지면 여러 가지 위험에 빠지기 쉽습니다. 의사들이 최선을 다해 간이 하는 일들을 쫓아가며 도와주지만 어쩔 수 없는 경우를 만나면 그저 기도하는 심정이 됩니다. 과학을 하는 이들이 겪어야 하는 아픔입니다.

물론 치료 이전에 가장 먼저 해야 할 일은 간에 유해할 가능성이 있는 것들을 모두 배제하는 것입니다. 치명적인 문제부터 정성껏 해결하다 보면 어느새 환자의 간이 다시 일을 잘할 수 있게끔 회복되기도 합니다. 이 청년의 경우가 그랬습니다. 얼마나 감사한 일인지 모릅니다. 비록 두 달여의 시간이 필요했고 그와 가족들이 무척이나 고통스러운 시간을 보냈지만, 그는 끝내 회복했습니다.

놀라운 생명력입니다. 젊음의 힘입니다. 하나님께서 그를 치료하신 겁니다. 의사들은 단지 그와 함께했을 뿐입니다. 그의 길에 한 줄기 호롱불이 되었을 뿐입니다. 아무튼 그는 회복하였습니다. 그리고 다시 일터로 나갔습니다.

환자와 가족들은 이제 당신들이 어리석었음을 잘 압니다. 그리곤 말합니다. 남의 귀중한 몸을 담보로 장사하는 이들은 정말로 '괘씸한 사람들'이라고."

# 환자를 배려하는 사회

## 사랑, 공감 그리고 동행

어려운 질병을 얻은 환자들이 이를 잘 극복하기 위해서는 스스로 개방적이고 긍정적이며 낙천적인 생각을 가지는 일이 제일 중요하다. 그러나 의료진과 가족들 그리고 사회 전체가 환자들을 배려하는 일 역시 매우 중요하다.

최근에 이탈리아의 이야기의학자 마리니 박사는 많은 환자들과 돌보미들의 스토리를 분석하여 그 결과들을 발표해왔다. 그녀는 환자들이 질병을 잘 극복하는 데 의사와 가족들의 '사랑'이 매우 중요하다고 말한다. 물론 지금까지 과학문헌들에서 '사랑'이라는 단어를 사용하여 직접적으로 기술하지 않았지만, 문헌에 기술된 표현들과 환자들의 이야기narrative를 분석해 보면 그것이 '사랑'이었다고 설명한다.

"돌보미들의 이야기를 살펴보면, 가장 강력한 극복 인자들 중 하나는 '사랑'이었다. 그러나 대처나 극복에 대한 과학적 문헌에서 사랑이 언급된 적은 거의 없다. 구조화된 질의서에 '당신은 아무개를 얼마나 사랑합니까? 그 정도를 점수 1부터 10까지 구별하여 답하시오'와 같은 질문을 넣는다면 참으로 이상하게 들릴 것이다. 이런 항목을 인정할 과학공동체도 없을 것이다. 반면에 이야기는 돌보미들이 자유롭게 자신을 표현할 기회를 준다. 자신들의 가장 깊은 감정들을 서술하도록 하고, 내적 감정과 생각을 보호하지만 동시에 이들을 표현하지 못하게 하는 사회적 마스크를 벗어 던질 기회를 준다. 사랑이란 단어는 매우 '위험한' 용어이기 때문에 과학적 출판물에서 사용이 금지되어왔으며, 그 대신 상호의존성, 접속, 유대, 관계와 같은 용어들이 사용되었다. 이러한 중립적 용어들은 질병과 맞서 싸우는 상황에서 환자들이 어려움을 이겨내고 긍정적으로 대처할 수 있도록 하는 사랑의 추진력을 충분하게 표현하지 못한다. 사실 우리 사회에서 사랑을 자유롭게 말할 수 있는 공간은 그리 많지 않다. 영화, 허구, 음악, 소설, 종교, 혹은 뉴에이지 문학 등을 통해 이루어지는 오락의 세계에서만 가능하다. 이 영역들을 벗어나면, 이 단어는 너무 '무서워서' 과학적 문헌에서 돌봄 과정의 일부로 허락되지 않았다."Marini MG 저, 정영화·이경란 역, 『이야기로 푸는 의학』, 2020

오랫동안 관리해야 하는 질환을 가진 환자들은 지치고 우울해지기 쉽다. 그들에게는 전문적인 도움을 주는 의료진과 병원 이외에도 '친구'가 필요하다. 물론 의사, 간호사, 의료기사, 사회복지사, 종교지도자 등도 괴로움과 외로움의 연속인 질환의 여정에서 환자와 공감하고 동행하는 친구가 된다. 특히 마지막을 맞이하는 환자들의 손을 잡아주어 마음에 평화를 가져다주기도 한다. 그러나 동시에 이웃들과 사회 전체가 환자의 아픔에 공감하고 환자의 힘든 여정을 함께하는 친구가 되는 일이 매우 중요하다. 그럼으로써 몸이 아픈 환자들에게 사회적 차별에 의한 마음의 상처를 더하는 잘못을 저지르지 않을 수 있기 때문이다. 독일의 신학자 파울 요하네스 틸리히Tillich PJ는 "사랑의 첫 번째 의무는 상대방의 말에 귀 기울이는 것이다"라고 말했다. 우리 모두가 환자들의 아픔에 귀 기울이는 일부터 시작하여 환자를 배려하는 사회를 만들어 보면 어떨까?

김 박사는 어제 풀이 죽어 진료실을 찾았던 최 과장을 떠올렸다.

진료실로 들어온 그는 기운이 넘쳤지만 얼굴이 밝지 않았다. 한 달 전 그는 쉽게 피곤해지고 소변 색이 진해져서 걱정스러운 걸음으로 진료실을 방문했었다. 수 년 전부터 앓고 있던 B형 만성 간염과 간경변증이 악화되어, 한 달 동안이나 입원치료를 받아야 했다. 아까운 시간을 그냥 버리지 않으려고 그는 병상에서도 쉬지 않고 책을 보았다. 다시 일어나 해야 할 일들을 생각하며 그는 자신을 갈고닦았다.

김 박사는 퇴원하는 그에게 "이제는 다시 열심히 일해도 좋다"고 했다. "간기능이 나아져 문제없다"고 말해 주었다. 물론 최 과장도 김 박사도 잘 알고 있다. 잠시 동안 물러난 적군이 언제든지 다시 쳐들어 올 수 있다는 사실을. 하지만 지금 그는 힘이 넘치는 상태이다. 누구보다 열심히 일할 준비가 되어있다.

최 과장이 다시 회사에 출근하던 날, 그는 총무과에서 난처한 얘기를 들었다. 다시 일을 하고 싶으면 의사의 소견서를 받아 오라는 얘기다. 이제 치료가 끝났다는 그리고 일을 해도 좋다는 확인을 받아 오라는 것이다. 그리고 덧붙여 보증기간도 적어 오라고 한다. 얼마 동안 괜찮은 것인지 아니면 이제 다 나았는지 분명하게 적어오라고 한다.

김 박사는 난감한 표정으로 말했다. "이것 참 딱한 일입니다. 배운 게 과학이고 과학은 진실인데 거짓을 적을 수는 없고 이 일을 어쩝니까? 의사도 기록에 근거하여 있는 그대로 사실을 적을 수밖에 없는데, 몸속에 간염 바이러스가 남아 있고 지금 안정되어 있어도 앞으로 간염이 악화되어 다시금 치료가 필요할 수도 있는데, 이 병이 원래 그런 병이고 계속해서 관리하며 살아야 하는 삶의 일부일 수밖에 없는데…… 맹장 수술을 했다든지 사고로 입은 상처를 치료해 드렸다면 쉽게 사실과 소견을 적어드릴 터이지만, 당뇨병, 고혈압 혹은 만성 간염 같이 오랫동안 관리하며 살아야 하는 만성 질환에 대해 어떻게 확실히 보장해 드려야 할지…… 오랫동안 안정되어 있을지 혹은 악화되어 힘든 치료를 다시 시작해야 할지 지금은 분명하게 예측할 수 없는 병의 미래에 대해 어떻게 적어 드려야 할지……"

그리고 김 박사는 속삭이듯이 혼잣말을 한다. "사장님, 당신의 간도 정상이 아닐지 모릅니다. 이 세상을 살아간다는 자체가 간에 유해한 일인지도 모릅니다. 단지 하나님께서 우리들의 간을 여유 있게 만들어 주신 덕분에 간기능이 아주 많이 나빠진 후에야 문제를 느낄 뿐입니다. 최 과장은 당신보다 간기능이 조금 더 나쁘고 그래서 앞으로도 합병증을 겪을 위험이 조금 더 많지만, 그가 간을 아끼는 지혜를 발휘하여 철저히 관리한다면 정상에 가까운 삶을 살 수 있습니다. 그의 마음을 진정 이렇게 위축시켜야 하겠습니까? 그가 가진 부족함을 조금만 감싸 안아 주시면 안 되겠습니까? 몸이 아픈 그에게 약간의 배려를 해주면 안 되겠습니까?" "사장님, 사장님의 당뇨병이 지금은 비록 잘 조절되고 있지만 내년, 후년에도 합병증을 일으키지 않을 거라고 누가 장담할 수 있습니까? 이사님, 이사님의 혈압이 지금은 아침마다 드시는 알약 때문에 정상을 유지하고 있지만 오 년 후에도 아무 문제를 일으키지 않는다고 누가 장담할 수 있습니까?"

우린 모두 크고 작은 핸디캡을 가지고 산다. 그리고 그런 핸디캡을 이겨낸 사람은 더욱더 존경을 받아야 한다. 지금 자신의 걸음걸이가 편안하다고 불의의 사고 때문에 걸음이 불편한 이를 무시한다면, 이는 너무나 큰 잘못을 저지르고 있는 것이다. 자신에게도 똑같은 부족함이 숨겨져 있음을 잊은 잘못이고 또한 내일 자신에게 닥칠지도 모르는 불행을 무시해 버리는 어리석음이다.

김 박사는 속삭인다.

"지금은 씩씩해진 그에게 더 이상의 아픔이 없으면 좋겠습니다. 그가 자신과 가족에게 늠름한 모습을 보일 수 있으면 좋겠습니다. 그가 사랑하는 가족과 사회를 위해 보람된 일을 할 수 있는 그런 세상이면 좋겠습니다. 조금 부족한 이들을 감싸주는 사회는 정말로 아름다울 것입니다."

## "아픈 게 죄인가요?"

혜진이가 어머니와 함께 김 박사의 진료실로 들어왔다. 오늘은 유난히 맑은 얼굴이다. 수 년 동안 괴롭혀온 B형 만성간염과 겨루느라 쉽게 웃음을 띠지 못했던 입술이 오늘은 붉게 예뻐 보인다. 요즘 혜진이의 상태도 안정되어 있다. 이제 더 이상 약을 먹을 필요도 없다. 김 박사는, 검사결과가 좋으니 열심히 잘 살다가 6개월 후에 다시 오라고 얘기해 주었다.

그때, 혜진이가 머뭇거리며 물어왔다. 긴장한 어머니도 몸을 당겼다. 죄스러운 얼굴을 한 어머니는, 아니 아예 땅속에 몸을 묻어버리고 싶은 어머니는, 혜진이보다 걱정이 더 많다. "결혼해도 되나요?" "아기를 낳을 수 있나요?" "이 병이 유전되지는 않나요?" "배우자에게 피해를 주진 않을까요?" 일단 시작된 질문은 끝이 없다.

김 박사는 자세를 마주하고 천천히 설명해 주었다. "물론 결혼해도 됩니다. B형 만성간염은 유전병이 아닙니다. 그리고 예방주사가 나온 지 30년도 넘었으니 아무 일 없이 예쁜 아기를 낳아서 키울 수 있을 겁니다. 필요할 경우 예방주사를 맞으면 남편도 감염되지 않을 것입니다. 중요한 것은 가족들이 이 병에 대해 잘 이해하고 진심으로 혜진이를 사랑해주는 일과 혜진이가 잊지 말고 정기검사를 잘 받는 일입니다."

김 박사는 혜진이에게 이렇게 큰 고통을 안겨준 우리의 현실이 못내 안쓰럽다. 아픈 이를 보듬어주는 것이 함께 사는 이웃들이 마땅히 가져야할 지혜일 텐데…… 혜진이가 겪는 마음고생은 진정 그녀만의 슬픔이 아닐 것이다. 지레짐작으로 오도된 상식과 쉽게 사랑을 얘기하면서도 작은 상처를 감싸주기엔 서툰 이기심 그리고 쉽게 남의 약점을 끄집어내는 숨겨진 관습이 간염만으로도 힘든 혜진이에게 바위같이 무거운 짐을 더해준 건 아닌지 다시금 되돌아본다.

진료를 잠시 멈추고 생각에 잠긴다. 우리 모두 아픈 이들을 조금씩 더 감싸주고 한 번만 더 껴안아 그들의 눈물을 닦아주는 여유와 아량을 가지려면 어떻게 해야 할까 생각해 본다.

최근에 코로나19COVID-19의 전 세계적인 대유행으로 수많은 사람들이 고통받고 목숨을 잃었다. 빠르게 번지는 이 질환의 방역을 위해 병에 걸리지 않은 사람들도 사회경제적으로 큰 피해를 보았다. 이와 같은 코로나 팬데믹 상황에서 질병에 대한 잘못된 인식과 사회의 편견은 환자들의 마음에 상처를 내고 그들을 더 큰 고통 속에 빠뜨릴 수 있다. 그리고 그 결과는 우리 사회 모두의 고통이 될 수 있다.

많은 환자들은, 어렵고 힘든 치료를 받고 회복한 후 사회로 복귀하려고 할 때, 이웃들의 시선이 두렵다고 말한다. "완치 후에도 바이러스를 전염시키지 않을까?" "완치가 되었다고 해도 정말 정상적으로 일을 할 수 있을까?" "정상적으로 임신과 출산을 할 수 있을까?" 이웃과 사회의 눈초리가 무섭다.

과거에 우리나라에는 결핵과 바이러스성 간염이 흔했다. 그리고 지금도 그 후유증으로 고생하는 이들이 적지 않다. 이런 질환을 앓고 있는 혹은 그 후유증을 겪고 있는 환자들도 코로나19 환자들과 똑같은 편견에 시달려왔다. 신체적 고통에 더해 마음의 상처와 사회적 차별의 아픔을 함께 감당해야 했다. 사회적으로 잘못된 인식과 편견을 바로잡는 일이 이러한 환자들에 대한 배려의 시작이 아닐까?

동행

용혜원

그대를 생각 하면
내 마음 깊은 곳까지 따뜻해집니다.
나를 바라보고 있는
선한 눈망울을 보면 금방이라도
사랑한다고 고백할 것만 같습니다.

그대의 이름을
가만히 부르면 보고픈 얼굴이 떠올라
가슴이 따뜻해집니다.

내 마음을 감싸는
그대의 손길을 느낄 수 있고
날 사랑하고 있음을 알 수 있습니다.

쉬지 않고 흘러가는 시간 속에
사랑이 시작되는 곳에서
삶이 끝나는 날까지
언제나 그대와 동행하고 싶습니다.

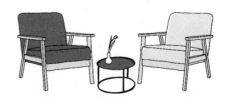

# 참고문헌

Marini MG 저, 정영화·이경란 역, 『이야기로 푸는 의학』, 학지사, 2020

Ortashi O, Virdee J, Hassan R, et al., The practice of defensive medicine among hospital doctors in the United Kingdom. *BMC Med Ethics* 14:42, 2013

Scherz H, Oliver W, Defensive Medicine: A cure worse than the disease, http://www.forbes.com/sites/realspin/2013/0827/defensive-medicine-a-cure-worse-than-the-disease/, Forbes, 2013

Tillich PJ, *Love, Power, and Justice: Ontological Analysis and Ethical Applications*, Oxford University Press, London, UK, 1954

# 09

# 환자 편에 서는 의사 만들기

## 존경받는 스승

손수건 달고 초등학교에 처음 등교하던 날, 어머니께서 사주신 깨끗한 공책이 가슴을 설레게 했었습니다. 미술 시간에 펼쳐 든 스케치북의 하얀색 싱그러움이 또한 자세를 곧추세우게 했었습니다. 의사면허증을 받고 처음으로 아픈 이와 마주했을 때 기도하는 마음이 되었었습니다. 백 년 사랑을 약속하고 마주 앉은 그 밤에도 기쁨과 다짐으로 터질 듯이 벅차올랐었습니다.

어제도 그런 느낌이었습니다. 맑은 눈을 가진 총명한 이들의 마음에 밑그림을 그릴 수 있다는 건 얼마나 기다려온 행운입니까? 귀한 뜻을 품은 가슴으로 환자를 이해하고 의사의 본분을 배우려는, 스케치북의 첫 장같은 의과대학 일학년 학생들에게 바른 생각과 다짐을 세워주는 일은 63빌딩 골조공사보다 더 중요하고 귀한 일일 겁니다.

하늘같은 스승들께서 제게 그렇게 하셨듯이, 어제 제가 그들의 하얀 마음에 조심스레 스케치를 시작했습니다. 첫날 밤의 성스러움이 그러했듯이, 기쁨 뒤에 두려움도 감출 길이 없었습니다. 수십 년 후에 완성될 작품의 밑그림을 그리는 일은 드문 기회인 만큼 화공을 긴장시켰습니다.

시간이 흐를수록 더욱더 밝아지던 그들의 눈망울이 얼마나 저를 감동시켰는지 아마 그들은 짐작조차 하지 못했을 겁니다. 삼십 년 후에 그들이 제 기쁨을 똑같이 느끼게 될 때 그제서야 그때의 제 긴장을 이해할 겁니다.

앞으로 그들이 의사로 살아가면서 처음 먹은 마음이 혼란스러워질 때, 제가 어제 그린 밑그림이 조금이라도 힘을 줄 수 있으면 좋겠습니다. 다시 한 번 더 예쁘게 색칠할 그날까지 구기지 말고 그대로 잘 간직하면 좋겠습니다. 그리고 완성되는 그림이 아픈 이들로부터 오랫동안 사랑받을 수 있으면 좋겠습니다.

- 김 박사의 병행기록에서: 존경받는 스승상을 생각하며

김 박사는 젊은이들과 만나는 시간을 좋아한다. 의대생들이나 전공의들과의 대화를 즐긴다. 새내기 의사를 만드는 일은 흰 종이에 밑그림을 그리는 작업이다. 전문인으로서의 능력을 키워주면서 환자를 포함한 인간을 향한 따뜻한 성품을 가질 수 있도록 안내하는 과정이다. 선배 의사로서 매우 보람된 일이다. 김 박사가 임상의사이면서 교수의 길을 선택한 것 역시 이러한 의학 교육에 관심이 많았기 때문이리라.

지금까지 현대의학의 전문가인 임상의사를 양성하는 일은 주로 근거중심의학에 기초한 임상 기술들을 가르치고 숙달시키는 데에 초점이 맞춰져 왔다. 그 결과, 임상의사들이 환자들의 미시적인 의학적 문제를 해결하는 데에는 비교적 능숙한 반면 환자들을 통합적인 개체로 생각하고 그들이 가지고 있는 의식이나 고통에 대해 이해하면서 그들을 전인적으로 치료하는 능력은 상대적으로 부족한 상태로 배출된다. 물론 최근 들어 선도적인 의학교육자들이 전인적이고 균형 있는 임상의사들을 양성하기 위해 많은 노력을 경주하고 있는 것도 사실이다. 하지만, 아직까지 임상의사들을 교육하고 양성하는 과정에 개선해야 할 문제점이 적지 않다.

임상의사들은 근거중심의학에 의한 최적의 판단을 적시에 내려야 함은 물론 환자가 치러야 하는 고통과 비용에 비해 기대되는 이익이

좀 더 많은지를 고려하여 항상 **환자중심적으로 결정**할 수 있어야 한다. 의사들이 이런 결정 과정을 실수 없이 수행할 수 있도록 교육하기 위해서는 근거중심의학에 대한 체계적인 교육은 물론 환자를 우선적으로 배려하도록 하는 인성교육이 반드시 병행되어야 할 것이다.

## 마음이 따뜻한 의사

　요즘도 환자와 의사들 간에 매끄럽지 못한 일들이 자주 벌어지고 있다. 상호 간에 신뢰가 깨졌기 때문일 것이다. 참으로 불행한 일이다. 특히 아픈 이들을 이해하고 정성껏 보살피겠다는 좋은 뜻을 품고 훌륭한 의사가 되려고 결심한 의대생들을 주눅들게 하는 일이다.

　김 박사는 본격적으로 강의를 시작하기에 앞서, 의대생들이 앞으로 **좋은 의사**가 되기 위해 무엇을, 어떻게 그리고 왜 공부해야 하는지에 대해 생각할 시간을 준다. 처음에는 당황스러워하던 학생들도 시간이 흐르면서 점차 진지하게 자신들의 과거 생각들을 되돌아보고 현재와 미래에 대해 성찰한다.

　엊그제 신문에서 읽은 의사-환자 간의 불미스러운 일을 기억해낸 한 학생이 김 박사에게 질문했다. "교수님, 어제 신문에 난 기사를 보니 의사와 간호사들이 수술실에서 환자 모르게 하는 행동들과 함께 수술실에 CCTV를 설치하여 수술 장면과 의료진의 행동을 감시하자고 주장하는 보도가 있었습니다. 교수님께서는 이에 대해 어떻게 생각하시나요?"

　김 박사는 잠깐 생각에 잠기다가 얘기를 시작했다. "흔한 일은 아닙니다만, 진료실이나 수술실에서 바람직하지 않은 일이 일어났던 것은 사실입니다. 환자나 보호자들이 의료진을 믿지 못하겠다는 것도 어느 정도 이해할 수 있는 측면이 있습니다. 의료윤리적 차원에서 의료진을 교육하고 의료환경을 개선하는 일이 급하고 우선적일 것입니다. 그러나 좀 더 근본적으로 생각해보면 이는 의료진의 환자에 대한 공감 부족과 환자들의 의료진에 대한 신뢰 부족이 함께 만들어낸 불행한 사건입니다. 따라서 의사-환자 간에 공감과 신뢰를 향상시키는 상호 간의 노력이 이 문제를 근본적으로 해결할 수 있는 핵심이라고 봅니다."

김 박사는 대답이 너무 원론적이었다고 생각했는지 조금 더 설명을 잇는다. "과연 **환자**, 즉 의료의 수요자는 누구이며, **의사**, 즉 의료의 공급자는 누구입니까? 환자와 의사는 각자 어떠한 권리와 책임을 가져야 합니까? 과연 현재 의료시스템하에서 서로 본분을 다하고 있을까요? 혹여 상대방을 고려하지 않은 채 자신의 이익만을 말하고 있지는 않습니까? 환자와 의사 상호 간에 신뢰를 회복하기 위해 고리타분하지만 우리가 항상 기억하고 있는 이런 **원칙**들을 되새겨야 합니다. **좋은 의사**가 되려고 마음먹은 여러분들에게 앞으로 이런 원칙들을 알려주기 위해 노력하겠습니다. 우리가 선택한 길이 무엇이며 우리가 무얼 준비해야 하는지 함께 생각해봅시다."

## 환자와 공감하기

공감은 돌봄의 인간화로 가는 길에 가장 핵심적인 문제이다. 하지만, 오늘날 우리가 처해있는 사회적 상황에서 우리는 공감보다 오히려 공감의 부족에 대해 더 자주 말한다. 특히 임상의학에서는 종종 의료인들의 공감 부족이 지적을 받는다. 의료인들이 진료실에서 감정을 배제한 채 환자를 진료하고 있다고 비난받기도 한다. 2013년 런던에서 열린 세계 대회 <의료에 대한 서사적 미래>에서도 의료인들의 공감 부족에 대해 강력한 비난이 있었다. 도발적인 발표자들 가운데 한 사람인 미국인 정신과의사 스티븐 슐로츠만Steven Schlozman은 젊은 의사들을 죽은 채 살아가는 존재인 좀비, 굶주린 채 느릿느릿 움직이며 공감을 개발하는데 필요한 거울 뉴론을 가지고 있지 않은 좀비에 비유했다. 최근 들어 세계적으로, 특히 이야기Narrative의 중요성을 강조하는 선도적 의학자들을 중심으로, 임상 환경에서 환자에 대한 의료인들의 공감이 부족하다는 사실에 경종이 울리고 있다. 좋은 치료자가 되기 전에 먼저 잘 듣고 잘 관찰하는 사람이 되어야 한다는 사실이 강조되고 있다. 오랜 세월 바다를 떠돌던 오디세우스가 고향 이타카로 돌아가기 직전에 만난 피에이션 사람들이 오디세우스와 난파된 다른 사람들에게 그러했던 것처럼, 그리고 미국의 신경의학자로서 『아내를 모자로 착각한 남자The Man Who Mistook His Wife for a Hat』(1985)와 같은 감동적인 책을 쓴 올리버 삭스Oliver Sacks가 그의 환자들에게 그러했던 것처럼 말이다.

실제로, 의과대학 학생들은 현재 인정되는 의료 분야의 교수법과 윤리를 바탕으로 의료의 대상인 신체와 신체의 부분들에 철저히 초점을 맞추도록, 좀 더 이성적이 되도록 교육을 받는다. 환자나 보호자들의 마음을 이해하고 이들과 공감하는 방법에 대해서는 상대적으로 소홀한 편이다. 이탈리아의 이야기의학자 마리니 박사는 그의 저서 『이야기로 푸는 의학Narrative Medicine』에서 의학교육 현장에 만연한 공감 부족에 대해 다음과 같이 기술하고 있다. "의과대학 학생들은 3학년 때부터 공감이 결핍된 상태로 변하기 시작할 뿐만 아니라, '거리를 둔' 의학적 응시에 좀 더 익숙해지기 시작하는 듯하다. 그것은 푸코Foucault가 그의 유명한 글『임상의학의 탄생Naissance de la Clinique』에서 설명한 그 응시, 돌보미들이 환자들에게 정서적으로 접근하지 못하게 하고 거리를 둔 돌봄을 선호하도록 만드는 그 '의학적 응시'이다."

공감empathy이란 무엇인가? 공감이란 매우 모호한 개념이어서 그 정의에 대한 일치된 의견이 없지만, 이 용어의 의미에 대한 다양한 기술들이 있어 왔다. 연구자들에 따라 주로 타인의 관심사를 이해하는데 관여하는 인지적 속성으로 기술하기도 하였고, 타인의 고통을 함께 느끼는데 관여하는 정서적 혹은 감정적 특성으로 표현하기도 하였다. 또한, 다른 연구자들은 정서적인 면과 함께 인지적 특성을 함께 가지고 있다고 정의하기도 하였다.

호야트Hojat 등은 관련된 문헌들을 광범위하게 검토한 끝에 공감을 다음과 같이 개념화하였다. "의학교육과 진료환경에서 환자들의 경험, 관심 그리고 관점들을 이해(느끼는 것이 아님)하는데 관여하는 인지적 속성(정서적 혹은 감정적 속성이 아님)이 이를 소통할 수 있는 능력과 결합된 상태를 공감으로 정의할 수 있다. 그리고 환자들의 아픔과 고통을 예방하고 완화해주려는 의도는 의료환경에서 공감이 가지는 부가적인 특성이다."Hojat M, et al., 2009 공감에 대한 이러한 정의는 의학교육과 진료에서 공감 능력을 키우고 실천하는 일이 얼마나 중요한지를 강조하고자 하는 시도이며, 이러한 정의에서 공감은 흔히 혼용되는 연민sympathy과 명확히 구분된다.

공감과 연민은 동일하지 않다. 연민은 환자의 고통과 아픔을 강렬하게 느끼는 데 관여하는 주로 정서적이고 감정적인 속성을 가지지만 공감은 주로 인지적인 속성을 가지고 있다. 연민은 좀 더 원시적이고 대뇌에 의해 촉발된 감정이지만 공감은 인간 본성에 대한 매우 진전된 이해이다. 연민은 비생산적이지만 공감은 치료의 질을 높일 수 있다.

## 의학교육 과정에서 공감 능력 키우기

2009년, 호야트 등은 학술지 『아카데믹 메디슨Academic Medicine』에 「의과대학 3학년의 악마」라는 제목의 논문을 발표하였다. 제퍼슨 의과대학에 입학한 학생들 456명을 대상으로 입학해서 졸업할 때까지 총 5회에 걸쳐 공감지수를 조사하여 그 결과를 분석하였다. 그 결과, 2학년 때까지는 공감지수의 변화가 관찰되지 않았으나 임상 실습이 시작되는 3학년 때부터 공감 능력이 현저하게 감소하여 졸업할 때까지 이러한 상태가 지속된다는 사실을 밝혀냈다.Hojat M, et al., 2009

그들은 의과대학생들의 공감 능력이 감소하는 원인으로 몇 가지를 열거한다. 먼저, 역할 모델 부족, 학습량 과다, 시간 부족, 그리고 환자와 환경의 영향을 들었다. 그리고 전산화된 진단과 치료기술을 과신한 나머지 환자의 진료에 있어서 인간적인 상호관계의 중요성을 무시하는 경향이 생긴다고 지적한다. 또한, 의료체계가 시장친화적으로 변화하고 대조 임상시험이 의학발전의 왕도로 여겨지는 현실이 공감을 근거중심의학의 경계 밖으로 밀어냈을 수 있고, 그 결과로 의학교육과 진료에서 공감의 중요성을 퇴색시켰을 것으로 생각했다.

호야트 등은 이러한 부정적 경향을 줄이기 위해 의과대학 교육의 변화를 제안한다. "의과대학에서 학생들의 공감 능력을 향상시키기 위해 시도할 수 있는 방법들은 여러 가지가 있다. 예컨대, 다음의 열 가지 항목들을 고려해 볼 수 있다. 즉, 대인관계기술 향상, 환자와의 만남을 녹화한 오디오나 비디오 분석, 귀감이 되는 역할 모델과의 접촉, 역할 연기, 환자 체험, 입원 체험, 문학과 예술 공부, 이야기 기술 향상, 연극공연 관람 그리고 발린트Balint 방식의 소집단 토론이다."

공감 능력을 향상시키는 의학교육의 중요성이 부각된 이후 미국과 영국의 몇몇 대학들은 다수의 교육 프로그램들을 실험하고 검증했으며, 이러한 프로그램들은 이제 의과대학과 간호대학에서 핵심 교육과정의 일부로 인정받기에 이르렀다. 이들 가운데 캘리포니아 어바인 대학교 가정의학과에서 조한나 사피로Johanna Shapiro 교수가 수행한 프로젝트는 언급할 만한 가치가 있는 프로그램들 가운데 하나이다. 의대생들이 임상실습을 하면서 대학병원에서 느끼고 구체적으로 표현하는 좌절과 냉소에 대해 잘 알고 있던 그녀는 특히 치료기관에서 요구하는 기술들에 대한 교육을 강화하기 위해 "진료의 예술The Art of Doctoring"이라는 교육과정을 설계했다.Shapiro J, et al., 2006

이 과정의 목표는, 학생들이 자기성찰의 기술을 향상시키고 환자 치료에 도움이 되지 않는 개인적 태도나 행동들을 파악하여 스스로 이들을 수정하는 능력을 키워주는 것, 환자들에 대한 이타주의, 공감 그리고 연민을 증진시키고, 의료서비스와 복지에 대한 헌신적 봉사정신을 유지하도록 돕는 것이다. 그녀는 이런 목표들을 달성하기 위해 다섯 가지 교육방법을 제시하였다. 그것은, 역할 모델과 동료로부터 배우기, 의대생이나 의사들이 저술한 저서를 현장에서 읽기, 자신과 타인 관찰하기, 자기성찰 기법 그리고 사례-중심 문제해결법이다. 그 과정에서 학생들은 도전적인 상황에 대처하는 알고리즘도 배웠다. 그녀는 토론 수업을 통해 학생들에게 반복적으로 나타나는 세 가지의 중요한 문제들도 찾아냈다. 그것은, 이상주의의 상실, 비협조적인 환자들 그리고 무관심하고 거친 태도의 전공의들이었다. 학생들은 질적, 양적 평가에서 이 교육과정에 대해 전반적으로 호의적인 반응을 보였다. 출석의 어려움과 다양한 수준의 학생 참여로 인한 문제는 향후에 극복해 나가야할 숙제로 나타났다.

## 의료인문학과 의료윤리

환자들을 좀 더 심도 있게 이해하고 환자들에게 보다 전인적인 치료법을 적용하기 위해서는 인문학적인 접근법이 필요하다. 요즘같이, 임상시험, 숫자, 확률 그리고 신뢰구간을 맹신하고, 주관성, 개별성, 의견 혹은 선호도 같은 요소들을 완전한 배제하는 근거중심의학이 만개한 시대에, 우리는 문화적으로 그리고 정신적으로 잃어버린 인문학적 감성을 되찾아야 할 필요성을 절실하게 느낀다. 다시 말해, 환자를 장기나 시스템이 아닌 '인간' 혹은 온전한 '개체'로 인식할 필요성이 있다. 이러한 필요성에 따라 '의료인문학Medical Humanities'이 최근에 점점 더 그 가치를 인정받고 있다.

의료인문학은 역사, 철학, 문학, 예술, 음악 분야 등의 관점을 건강, 질병 그리고 의학을 이해하는 데 적용하는 학문이다. 이러한 접근법은 1960년대부터 미국과 영국의 의과대학 교육과정에 포함되었다. 그리고 2000년대에 들어와서는 국내의 여러 대학에서도 이를 교육과정에 편입하기 시작하였다. 최근에는 인도적인 임상의사의 양성을 위해 의료인문학의 필요성이 더욱더 강조되고 있다. 의료인문학자들은 인문학이 의학교육에 통합되면 의대생들이 직업 전문성, 자기 인식, 커뮤니케이션 기술 그리고 성찰 실천과 같은 필수적 자질들을 개발할 수 있도록 도와줄 수 있다고 주장한다.Mann S, 2017; Wald HS, et al., 2016 예를들어, 호주의 의료인문학자 고든Gorden은 의료인문학으로 의료와 인문학의 단절을 극복한다면 의료를 최적화할 수 있는 학제 간 교육과 연구를 활성화할 수 있다고 강조한다Gorden J, 2005. 의료인문학 교육이 강화되고, 그 결과로 의사들이 환자와 보호자들의 마음까지 함께 치유할 수 있는 능력을 계속해서 배양해 나간다면, 우리의 진료실이 보다 풍성하고 따뜻해질 수 있을 것으로 믿는다.

근거중심의학에 지나치게 의존하는 현대 의학의 '비인간화'로부터 탈피해 질병의 진단과 치료 과정에서 환자의 다양한 인간적인 측면을 고려하려는 시도에서 시작된 의학의 한 분야로서 의료인문학을 본다면, 사실 의료인문학은 새로운 분야가 아니다. 피버디Peabody FW, 1927는 이미 오래 전에 "환자를 잘 치료하는 비결은 환자를 인간으로서 돌보아 주는 것이다"라고 주장했다. 펠레그리노Pellegrino E, 1984 역시 의학이 가지는 인문학적 특성을 강조했었다. "의학은 객관적이면서 동시에 연민을 가지고 있어야 한다. 의학은 과학과 인문학 사이에 자리 잡고 있다. 온전히 둘 중 하나에 해당하지 않으며, 두 가지의 특성을 모두 지니고 있기 때문이다."

의료인문학은 의학과 관련된 문학, 철학, 윤리학, 사회학, 역사학, 심리학, 법학 그리고 소통학 등을 포괄적으로 탐구한다. 그렇기 때문에 우리는 의료인문학을 통해 환자와 더 원활하게 소통할 수 있게 될 것이고, 그 결과로 환자의 고통을 더 잘 이해할 수 있게 될 것이다. 궁극적으로 의료인문학을 통해 의사들이 환자를 전인적으로 이해하고 환자와 공감할 수 있으며 환자중심 의료를 시행할 수 있도록 변화할 수 있을 것이다.

의료윤리에 대한 교육은 의사들의 비윤리적인 행위를 예방할 수 있을 것이다. 철학, 문학, 소통학 등에 대한 교육은 의사들이 자신들의 철학적 사고를 깊이 있게 하고 환자와의 소통 부재를 극복하면서 삶과 죽음의 문제를 자신의 문제로 받아들이고 이에 대해 깊이 고민하는 의사로 성장할 수 있도록 도와줄 수 있을 것이다. 또한, 역사를 이해하고 올바로 해석할 수 있도록 교육함으로써 의료계가 처해 있는 어려운 현실을 역사적 관점에서 이해하고 분석하며 궁극적으로는 앞으로 의료계가 나아가야할 길을 스스로 찾아낼 수 있도록 도와줄 수 있을 것이다.

## 이야기의학과 병행기록

『이야기로 푸는 의학Narrative Medicine』의 저자 마리니 박사는 환자들에 대한 전인적인 접근에 이야기의학을 이용할 수 있다고 말한다. 이야기 의학이 근거중심의학과 의료인문학을 연결하는 다리가 될 수 있다고 주장한다. (그림 1) "인류가 공유하고 있는 일반적이고 존재론적인 의문들은 건강상태가 깨졌을 때 특히 절박해진다. 질병이 개인의 신체와 정신을 구속할 때, 변화한 환경 속에서 살아가기 위해 새로운 정신구조, 즉 인간성의 구조를 찾으려고 노력하는 것은 지극히 정상적인 일이다. 이런 일은 현재 행해지고 있는 형태의 의학이 해줄 수 있는 것이 아니다. 따라서 이 지점에 이야기의학이 들어와 충족되지 않는 욕구들의 간극을 연결시켜 주어야 한다."

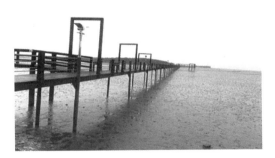

● 그림 1 『이야기로 푸는 의학』 표지에 실린 신안군 증도의 짱뚱어다리
이야기의학은 근거중심의학과 의료인문학을 연결하는 다리의 역할을 할 수 있다.

콜롬비아 대학의 리타 샤론Rita Charon은 최초로 이야기의학을 이론적으로 정의하였고 이를 건강관리 업무에 적용하였다. 그녀의 정의에 따르면, 이야기의학은 "질환의 스토리들을 파악하고 해석하며 그것을 통

해 환자를 진료하는 의학이다." 그녀는 효율적인 의료를 위해 의료진
들이 이야기로 푸는 능력, 즉 다른 사람들의 스토리와 어려운 사정을
이해하고 받아들이고 해석함으로써 이를 감안하여 적절히 행동하는
능력을 갖추고 있어야 한다고 강조한다. 이것이 바로 이야기의학이라
고 말한다. 이야기로 환자의 문제들을 풀어내는 능력을 가진 의사들은
고통받는 환자들에게 다가가 환자들이 겪는 질환의 여정을 이해할 수
있고, 다른 의료진과 유대감을 가지고 일하면서 그들의 업무에 대해
고마운 마음을 가질 수 있으며, 대중과도 건강에 대해서 마음을 열어
놓고 대화할 수 있다고 설명한다. 따라서 이야기 의학은 상호존중하는
의료, 공감지향적이면서 풍성한 진료의 기회를 제공할 수 있을 것이라
고 주장한다.

샤론은 특히 의사-환자 관계에 관심을 집중한다. 쥬네Genette, 그룹
먼Groopman 등의 연구 결과들을 인용하면서 의사들이 환자의 문제를 이
야기로 풀어내는 능력을 가져야 한다고 강조한다. "환자가 의사를 만
나면서 대화가 진행된다. 여기에서 스토리(어떤 일 혹은 일련의 사건)
가 환자의 서술 행위에 의해 혹은 말과 행동, 신체적 표현과 침묵 등
으로 나타나 복합적인 질환 이야기가 된다. 이 이야기는 질환에 대한
객관적 정보뿐만 아니라, 질환과 동반된 공포, 희망 그리고 영향들까
지도 알려준다.Genette, 1980 심리분석에서와 마찬가지로 모든 진료에서
환자의 스토리를 이야기하는 일은 치료과정에서 중심 역할을 한다. 의
사는 환자의 말을 귀 기울여 들으면서, 스토리의 서술적 실마리를 좇
아가 말하는 사람의 상황(생물학적, 가족 안에서의, 문화적인 그리고
존재론적 상황)을 상상하고, 사용된 말과 서술된 사건의 다양하고 가
끔은 상반되기도 한 의미들을 파악하며, 여러 경로를 통해 환자의 이
야기 세계로 들어가 감동을 받기도 한다.Groopman, 1998 문학작품을 읽는
행위와 다르지 않게, 진단적 청취는 의미를 알아내기 위해 청취자의

내적 자원들(기억, 연상, 호기심, 창의력, 해석력, 지금 말하는 사람과 다른 사람들에 의해 얘기된 다른 이야기들과의 연관성에 대한 암시)을 총동원하게 된다. 그런 후에야 비로소 의사가 환자의 이야기에 내포된 질문들을 들을 수 있고, 비록 충분치 않더라도 이에 대한 대답을 하기 위해 노력할 수 있게 된다. '내게 무엇이 잘못되었나요?' '왜 내게 이런 일이 일어났나요?' 그리고 '앞으로 내가 어떻게 될까요?' 등의 질문들에 대해 생각하게 된다. 질환 스토리를 듣고 환자의 서사적 질문들에 대한 명확한 대답이 없음을 알게 되면 공평하지 못하게 부딪친 상실과 불의에 닥친 비극을 참고 지켜봐 줄 용기와 관용이 생긴다. 이렇게 되면 의사들은 좀 더 분명한 임상적 서사 업무를 수행할 수 있게 된다. 즉, 환자들과 치료적 동반자 관계를 맺고, 신체검사와 검사실 검사 소견들을 좀 더 정확하게 해석하여 보다 더 정확한 진단에 이를 수 있다. 환자들의 경험에 공감함으로써 보다 효율적으로 환자들을 진료할 수 있게 된다."Charon R, 2001

1993년에 샤론은 '병행기록parallel chart'이라 불리는 교육 도구를 고안해냈다. 의료인들이 겪은 환자와의 개인적 경험을 기록하고 추적할 수 있는 새로운 도구를 도입하자고 제안했다. 그녀는 '병행기록'에 대해 학생들에게 이렇게 설명한다. "우리들은 매일매일 모든 환자에 대해 병원 차트에 기록을 남깁니다. 여러분은 여기에 무엇을 어떻게 기록하는지 잘 알고 있을 것입니다. 여러분은 환자가 지금 호소하는 불편이 무엇인지, 신체검사 그리고 검사실 검사 소견들이 무엇인지, 자문의사의 의견이 무엇인지 그리고 향후의 계획이 무엇인지를 정확하게 적습니다. 만약 여러분이 전립선암을 앓고 있는 노인을 돌보고 있는데 그 환자를 볼 때마다 같은 병환으로 돌아가신 할아버지가 생각난다면, 그 환자의 방에 갈 때마다 당신은 눈물을 흘리겠지요. 여러분의 상실감 때문에 그리고 여러분의 할아버지를 위해 눈물을 흘리겠지요. 그런데,

이런 일을 병원 차트에 기록할 수는 없습니다. 병원에서 허락하지 않습니다. 그러나 이런 느낌을 어딘가에 기록을 해 두긴 해야 합니다. 이런 것을 병행기록에 적으십시오."Charon R, 2006

병행기록은 의사들이 환자들의 이야기에 관심을 가지도록 만든다. 환자들의 신체적 질병뿐 아니라 환자의 아픔에 공감하고 그에게 좀 더 다가가 손을 잡아줄 수 있도록 도와준다. 환자가 겪는 질환의 여정에 동참할 뿐만 아니라 그에게 위로를 줄 수 있게 한다. 자신의 진료를 되돌아보는 도구가 됨은 물론 다음 진료를 개선할 수 있게 하는 지침이 될 수 있다.

김 박사는 샤론이 병행기록을 제안하기 훨씬 전부터 이미 병행기록을 쓰고 있었다. 스스로를 돌아보고 좀 더 '따뜻하고 풍성한' 진료를 다짐하며 자신의 감정을 기록해왔다. 김 박사 이외에도 정성을 다해 환자를 돌보아온 많은 선배 의사들이 이미 병행기록을 적지 않았을까 짐작해 본다.

# 참고문헌

Charon R, *Narrative Medicine: Honoring the Stories of Illness*, Oxford University Press, London, UK, 2006

Charon R, Medical Interpretation: Implications of Literary theory of narrative for clinical work, *J Narrat Life Hist* 3:79-97, 1993

Charon R, Narrative Medicine: A Model for Empathy, Reflection, Profession, and Trust, *JAMA* 286:1897-1902, 2001

Foucault M 저, 홍성민 역, 『임상의학의 탄생』, 이매진, 2006

Genette G, *Narrative discourse: an essay in method*, Cornell University Press, Ithaca, NY, USA, 1980 (Lewin I, translated)

Gordon J, Medical humanities: to cure sometimes, to relieve often, to comfort always, *Med J Aust* 182:5-8, 2005

Groopman J, *The measure of our days: a spiritual exploration of illness*, Penguin, New York, NY, USA, 1998

Hojat M, Vergare M, Maxwell K, et al., The devil is in the third year: a longitudinal study of erosion of empathy in medical school, *Acad Med* 84:1182-1191, 2009

Mann S, Focusing on arts, humanities to develop well-rounded physicians, Washington (DC): AAMC News, https://news.aamc.org/ medical-education/ article/focusing-arts-humanities-well-rounded-physicians/, 2017

Marini MG 저, 정영화·이경란 역, 『이야기로 푸는 의학』, 학지사, 2020

Peabody FW, The care of the patient, *JAMA* 88:877, 1927

Pellegrino E, The humanities in medical education: entering the post-evangelical era, *Theor Med* 5:253-266, 1984

Shapiro J, Rucker L, Robitshek J, Teaching the art of doctoring: an innovative medical student elective, *Med Teach* 28(1):30-35, 2006

Wald HS, Haramati A, Bachner Y, Urkin J, Promoting resiliency for interprofessional faculty and senior medical students: outcomes of a workshop using mind-body medicine and interactive reflective writing, *Med Teach* 38:525-528, 2016

Wald HS, McFarland J, Markovina I, Medical humanities in medical education and practice, *Med Teach* 41(5):492-496, 2019

# 10

# 공감 클리닉을 위한
# 김 박사의 당부

## 공감 진료를 위한 조건

잠시도 긴장을 늦출 수 없이 빠듯한, 꼭 전쟁터 같은 진료실로 금발의 젊은 미국 아가씨가 들어옵니다. 갸름한 몸매에 어울리지 않게 무거운 책가방을 메고 물병 하나를 손에 쥐고 있습니다. 족히 한 시간 이상 밖에서 기다렸을텐데 그녀는 조금도 섭섭한 내색을 하지 않습니다. 좁은 대기실 의자에서 시골 아주머니와 체온을 나누는 것이 오히려 즐거웠다는 표정입니다.

그녀는 한국에 와서 벌써 일 년 넘게 혼자 살고 있습니다. 대학에서 강의를 한다는 그녀는 한국과 한국 생활을 좋아합니다. 안타깝게도 만성 간염을 가지고 있어 정기적으로 병원에 옵니다. 지금은 안정되어 정기 검진만 받고 있지만 그동안 꽤나 힘든 생활을 했습니다.

그녀는 특별 대접을 원하지 않습니다. 외국인을 배려한다고 괜스레 유난을 떠는 건 오히려 우리들입니다. 살아가는 모습이 모두 비슷하고, 바쁘게 돌아가는 서비스를 받으려면 조금 기다리는 것이 너무나 당연하다는 상식적인 생각을 그녀는 잊지 않고 있습니다. 그리고, 기다린 후에 차례가 오면 자신의 용무를 완벽히 마친 후에야 비로소 다음 환자에게 자리를 내어주는 느긋함도 함께 가지고 있습니다.

앞에 들어간 사람이 시간을 끈다고 날카로운 시선을 던지거나, 전후 없이 자기만 주장하거나, 내로라하며 빼기는 일들이 진료실 앞에서 드물지 않게 일어납니다. 다른 이들은 아랑곳없이 내가 먼저 배려 받기를 바라고 그래야 자존심을 살렸다고 생각하는 일들이 드물지 않습니다. 그리고, 정작 차례가 되면 할 말을 잊고 쫓기듯 진료실에서 나옵니다. 서두른 만큼 섭섭한 마음도 큽니다.

기다린다는 건 사실 누군가의 중요한 용무를 위해 불가피한 일입니다. 차분히 기다려 주어야 그가 필요한 도움을 제대로 받을 겁니다. 의사가 들뜨지 않고 침착한 마음을 가져야 내 문제도 제대로 풀어 줄 수 있습니다. 자기 권리를 쉽게 포기하는 것도 절대로 미덕이 아닙니다.

차분한 이 아가씨에게서 남을 배려하는 포용력을 배웁니다. 당당한 그녀로부터 권리를 완벽히 누리는 방법을 배웁니다. 특별 대접은 사양하고 주어진 권리를 빼앗기지도 않는 그런 모습을 봅니다.

- 김 박사의 병행기록에서: 풍성하고 따뜻한 공감 클리닉을 생각하며

삶의 위기에 처한 환자들이 고통 속에서 벗어나기 위해 전문적인 도움을 청하는 곳, 환자들의 웰빙을 위해 전문적이고 체계적인 해결책을 함께 마련해 나가는 데 최선을 다하겠다고 다짐한 의사들이 환자들과 마주하는 장소가 진료실이다. 따라서 진료실은 환자중심적이어야 하고 공감지향적이어야 한다. 의사와 환자 간에 원활한 소통과 공감이 절실한 장소이다. 또한, 상호 간의 신뢰와 존중이 필수적인 현장이다. 진료실에서는 환자들의 문제를 효율적으로 해결할 수 있어야 하고 상호 간에 원활히 소통해야 한다. 그렇게 함으로써 우리는 풍성하고 따뜻한 진료실, 공감 클리닉을 만들 수 있을 것이다.

공감 클리닉을 만들기 위해서는 무엇보다 의사, 간호사, 의료기사, 사회복지사 등 의료진들의 노력이 우선되어야 한다. 환자들의 의학적인 문제를 효율적으로 해결할 수 있는 임상 기술은 물론 환자들의 고통에 공감하고 그들과 원활히 소통할 수 있는 태도를 함께 가지고 있

어야 한다.

김 박사는 오랜 임상 경험을 바탕으로 의료진들의 노력과 변화만으로는 진료실을 편안한 장소로 변화시키기에 충분하지 못하다고 말한다. "의료진들의 변화가 따뜻한 진료실을 만들기 위해 매우 중요한 일이지만, 그것은 필요조건에 불과할 뿐 충분조건이 되지 못합니다." 그리고 덧붙인다. "환자들의 태도 역시 매우 중요합니다. 진료실을 공감지향적이고 따뜻한 마음이 오가는 장소로 만들기 위해 의료진과 함께 변화하고 노력해야 합니다. 의료진과 병원에 대한 신뢰와 존중이 필요합니다. 의료진들이 환자들의 문제를 이해하고 있고 환자들의 이익을 위해 노력하고 결정할 것이라는 믿음이 진료실을 풍성하게 그리고 따뜻하게 만들 수 있을 것입니다. 더불어, 공감지향적인 진료가 가능하기 위해서는 반드시 적절한 의료환경 조성이 필요합니다. 의료체계를 환자중심적으로 정비하고 합리적이고 적정한 의료 수가를 책정하기 위한 노력이 필요합니다."

## 환자중심의 진료

공감 클리닉을 만들기 위해서는 진료실에서 의사들이 내리는 모든 결정들이 반드시 환자를 위한 것이어야 한다. 스스로의 방어를 위해, 병원의 이익을 위해 혹은 보험에 의한 진료의 제약 때문에 환자중심의 진료가 제약을 받아서는 안 된다. 물론, 현실적으로 제한된 의료환경이 환자중심의 진료를 어렵게 만들 수 있겠지만 의사를 포함한 모든 의료진들은 궁극적으로 환자들의 이익이 실현될 수 있도록 최선의 노력을 다해야 한다.

### 종이 학을 접는 천사의 고운 얼굴만은……

어젠 은영이의 어머니와 마주 앉았었습니다. 그녀는 한없는 믿음으로 그동안 제게 아무 것도 묻지 않았었습니다. 그러나 그녀의 눈물은 이미 말라버린 지 오래되었습니다. 혹시나 누구한테서 나쁜 소식을 들을까봐 겁을 내며 눈길을 피하던 그녀를 무능한 의사는 보자고 했습니다.

은영이는 새해를 맞아 열아홉입니다. 이제 뼈만 남아 누워 있기에도 힘들지만 그녀는 그래도 아직 얼굴이 곱습니다. 지난 밤에도 통증으로 몹시 괴로워했지만, 그녀는 오늘도 종이학을 접고 있습니다. 연말에 단 며칠만이라도 가족들과 함께 지낼 수 있도록 시간을 만들어주고 싶었던 의료진들의 소망은 물거품이 되었지만, 요즘 은영이는 주사에 의지하여 가끔씩 단잠을 이룹니다.

치료로 이름 지어진 수개월의 여정 동안 은영이는 '고약한 친구'와 팽팽하게 힘을 겨뤄왔지만, 요즘은 점점 더 험상궂은 얼굴의 친구를 봅니다. 더 이상 일어설 힘조차 남아있지 않은 은영이는 이제 친구에게 모든 걸 맡겨야 하나 봅니다.

아픈 이를 돕는다는 직업이 굴레가 되어 잠시도 풀 죽은 모습을 내비칠 수 없는, 그래서 더욱이 흰 가운이 짐스러운 의사는 어머니의 눈을 보며 피할 수 없는 가혹한 현실을 이야기합니다. 그녀에게 아픈 시간을 지키라고 요구하는

건 어쩌면 단지 우리들의 욕심일 뿐일 수 있다고

어머니는 마지막 남은 눈물을 흘립니다. 그리고 어렵게 입을 엽니다. "우리 천사의 고운 얼굴만은 일그러지지 않도록 제발 도와주세요, 교수님."

오늘은 은영이가 편안하게 잠들 수 있으면 좋겠습니다. 아픔 때문에 잠에서 깨는 일이 없으면 좋겠습니다. 혹시라도 숨이 차서 괴로워하는 일이 없으면 좋겠습니다. 곱게 웃으면서 엄마 품에 안기면 좋겠습니다.

- 김 박사의 병행기록에서: 고통받는 은영이만을 생각하며

## 공감과 소통

　진료실에서 임상의사가 모든 임상자료들을 종합하여 환자에게 최선인 치료를 결정했다고 하자. 이 결정은, 의사가 치료에 대해 환자나 보호자들에게 올바로 설명하고 그들로부터 동의를 얻을 때에야 비로소 실행되어 환자에게 이익을 줄 수 있다. 따라서 실력 있는 의사는 올바른 결정을 내린 후에 환자와 보호자들이 이 결정을 존중하고 따라올 수 있도록 설득하는 능력을 가지고 있어야 한다. 그래야만 우리의 진료실이 풍성하고 따뜻해질 수 있다.

　앞에서도 여러 차례 반복했지만, 임상의사가 환자와 보호자들을 설득하기 위해서는 그들로부터 신뢰를 받아야 한다. 의사들이 환자와 보호자들로부터 신뢰를 얻기 위해서는 자신이 그들을 진실하게 대하고 있는지 스스로에게 물어볼 필요가 있다. 그리고 환자와 보호자들의 아픔에 공감해야 한다. 이러한 공감은 말을 통해 전달될 수 있지만, 비언어적 방법, 즉 눈빛, 제스처, 스킨십 등을 통해서도 가능하다. 환자와 보호자들이 일단 담당의사를 신뢰하면 의사의 결정은 어렵지 않게 존중될 것이다.

### 엄지의 비밀

　어떤 말은 사람들을 기쁘게 만들고, 또 어떤 말은 누구의 마음을 아프게 합니다. 눈빛과 행동 역시 어떻게 사용하느냐에 따라 감동도 역겨움도 일으킬 수 있습니다.

　연수를 위해 미국에 갔을 때 함께 일하던 동료 중에 리차드라는 호주 친구가 있었습니다. 자기를 꼭 닮은 아들 둘을 둔 그는 축구 선수같이 단단한 몸매에 우렁찬 목소리를 가졌습니다. 그를 만난 지 한참이나 지나서야 그가 따뜻한 마음의 소유자란 걸 알았습니다. 웃음을 아끼는 그를 처음 보면 푸근한 성품을 눈치채기 어렵습니다.

삼십 년이 지났지만 아직까지 제 기억 속에 선명한 것은 그의 얼굴보다 그의 엄지 손가락입니다. 그는 엄지를 자주 제게 내밀었습니다. 아침에 출근해서 헤어질 때까지 일하다가 조금만 즐거운 일이 생기면 어김없이 그는 엄지를 내밉니다. 그러다 조금 더 신이 나면 '엑설런트', '엑설런트'를 연발합니다.

저에게만 그러는 것이 아닙니다. 모든 사람들의 대소사에 그는 엄지를 씁니다. 그가 엄지를 높이 들면 뭔가 좋은 일이 생긴 겁니다. 그리고 그 일은 우리 모두의 것이 되고 우리의 즐거움은 쉽게 배로 불어납니다. 그의 엄지 손가락은 정말로 마술을 부립니다. 하루 종일 사람들을 기쁘게 만드는 요술 방망이같이 신기한 물건입니다.

미국 생활을 정리하고 귀국하던 날, 그의 엄지 손가락이 떨렸습니다. 슬픔을 모르던 그의 눈가에 잠시 물기가 보였습니다. 저는 신기한 그의 엄지를 다시 한번 살폈고 한참 동안 못 보게 될 보물을 꼭 잡았습니다.

귀국한 뒤 저에게도 같은 습관이 생겼습니다. 우리 애들이나 후배들을 격려하고 싶을 때, 눈웃음을 지으며 엄지를 내밉니다. 아픈 환자들의 손을 잡고도 역시 그렇게 합니다. 아직 저에게 리차드만큼의 신통력은 없습니다. 그러나 조금씩 마음을 전할 수 있어 기쁩니다. 오늘도 열 번 백 번 엄지를 치켜들 일들이 생기면 좋겠습니다.

- 김 박사의 병행기록에서: 리차드의 뛰어난 공감 능력을 추억하며

## 신뢰와 존중

　의학적인 문제를 가지고 있는 환자들은 자신들의 문제를 해결하는 데 도움을 받기 위하여 병원을 찾는다. 그리고 거기에서 전문가인 임상의사를 만난다. 물론 환자 자신이 가지고 있는 문제의 종류와 경중에 따라 병원과 의사를 선택한다. 그 결과 믿고 의지할 만하다고 판단했을 때 비로소 진료받을 병원과 의사를 정하게 된다. 그런데, 어떤 이유에서든지 진료실에서 만난 의사를 신뢰할 수 없고 그의 의견을 존중할 수 없게 된다면, 그것은 환자와 의사 모두에게 불행한 일이다.

　환자가 의사와 병원을 신뢰하지 못하고 그 결과 의사의 결정을 존중하지 못하도록 만드는 데에는 의료진과 병원 그리고 잘못된 사회적 인식들이 모두 종합적으로 작용한다. 의사와 병원에 대한 환자들의 지나친 기대 역시 의료진에게 신뢰를 보내지 못하는 이유가 될 수 있다. 환자들이 의료진에 대한 신뢰와 존중을 가지는 데 장애가 되는 요소들과 그것들을 해결하는 방법들에 대해서는 제2장과 제3장에서 좀 더 자세히 설명하였다.

　공감 클리닉을 만들기 위해서는 의료진들의 변화와 함께 환자들의 노력이 필요하다고 우리의 김 박사는 강조한다. 그리고 환자들에게 간곡히 당부한다. "사랑하는 환자분들께 부탁드립니다. 환자분들의 고통과 조급함을 충분히 이해합니다. 서둘러 고통에서 벗어나려는 환자분들의 생각에 임상의사로서 공감합니다. 그리고 능력 있는 의사가 환자분들을 고통으로부터 서둘러 구출해 주길 바라는 간절함도 이해합니다. 그러나 많은 질병들은 그렇게 완벽하게 고쳐지지 않습니다. 그리고 이 세상에 모든 병들을 말끔하게 고쳐줄 수 있는 '신통한' 의사는 존재하지 않습니다. 의사는 그렇게 '완벽한' 존재가 아닙니다. 그러나 대부분의 의사들은 자신만의 방식과 속도로 좀 더 '실력 있는' 의사가 되기 위해 열심히 그리고 또 꾸준히 노력하고 있습니다. 그렇게 함으로써, 종국에는 사랑하는 환자들이 겪고 있는 '질환의 여정'에 든든한 동반자가 되려고 애쓰고 있습니다. 환자분들께서는 여러분들 주위에 있는 이런 의사들을 신뢰하고 그들의 의견을 존중해 주실 수 없을까요? 미국의 유명한 사상가 랄프 왈도 에머슨Emerson RW은 신뢰의 선순환에 대해 말했습니다. '누군가를 신뢰하면 그들도 당신을 진심으로 대할 것이다. 누군가를 훌륭한 사람으로 대하면 그들도 당신에게 훌륭한 모습을 보여줄 것이다.' 이런 명언을 남겼습니다. 여러분께서 의사들을 신뢰해 주시면 의사들이 여러분께 보내는 공감과 사랑을 몸소 느끼실 수 있을 것입니다. 그리고 우리의 진료실이 보다 더 따뜻하고 아름답게 변할 것입니다."

## 행복한 이유

매일 몰고 다니는 자동차가 산뜻하게 움직이면 그날은 시작부터 상쾌합니다. 고급 차가 아니어도 좋습니다. 광택을 내지 않았어도 괜찮습니다. 매끄럽게 손발이 되어주는 차를 모는 느낌은 온천욕을 마치고 느끼는 그런 기분입니다. 오늘 아침에 그랬습니다. 요즘 며칠 동안 무거워진 자동차 때문에 아침마다 마음이 편치 않았었는데……

어제 김 사장과 통화했습니다. 친구 녀석이 요즘 말을 듣지 않는다고 투정 반으로 얘기했습니다. 단지 불편한 점만 얘기했을 뿐입니다. 김 사장은 즉시 달려와 자동차 키를 달라고 했습니다. 그리고 저녁에 차가 있는 장소를 알려주며 키를 주고 돌아갔습니다.

퇴근 시간에 차를 보러 내려가보니, 친구는 전혀 딴 모습이었습니다. 말끔히 단장을 한 모습이 예전에 처음 만났을 적 그 얼굴이었습니다. 집에 갈 때까지 줄곧 저는 감탄과 놀라움 속에 있었습니다. 무겁고 둔했던 제 차가 산뜻한 새 차로 변했습니다. 소위 '고치는' 것이 직업인 저에게도 자동차에 새 생명을 넣어준 김 사장이 놀랍습니다.

　김 사장을 처음 만난 건 10년 전이었습니다. 제 차는 세 번 바뀌었지만 주치의는 언제나 김 사장이었습니다. 조금이라도 병색이 있으면 저는 단지 그에게 친구를 데려가기만 하면 됩니다. 증상만 얘기하면 그는 반드시 고쳐내고야 맙니다. 그 앞에서 저는 아는 척 할 필요가 없습니다. 그는 전문가입니다. 아픈 차에 새 생명을 넣어주는 일을 그는 자랑스러워 합니다.

　항상 그랬습니다. 그는 저보다도 제 차를 더 사랑합니다. 어제도 그랬습니다. 모든 시스템이 그의 머리 속을 거쳤을 겁니다. 그리고 그는 만족스러운 미소를 지었을 겁니다. 새로 태어난 생명을 보며 기뻐했을 겁니다. 그게 전문가입니다. 그는 전문가입니다.

　김 사장은 항상 웃는 얼굴입니다. 동생과 함께 운영하는 자그마한 카센터를 그는 막내딸만큼이나 사랑합니다. 그의 얼굴엔 넘쳐나는 자신감이 있습니다. 그는 또한 겸손합니다. 이제 꽤 재산을 모았음에도 그의 손엔 언제나 기름때가 묻어 있습니다. 그의 옷은 언제나 작업복입니다. 그는 전문가입니다. 그게 전문가입니다.

　스스로를 귀하게 아낄 줄 아는 김 사장을 아는 것이 자랑스럽습니다. 10년 동안 한결같은 김 사장이 고쳐준 차가 더욱 예뻐 보입니다. 그의 넘쳐나는 배려에 머리 숙여 감사드립니다.

　　　　　- 김 박사의 병행기록에서: 자동차 주치의에게 무한한 신뢰를 보내며

## 이야기로 푸는 의학

환자중심적이고 공감지향적인 진료를 시행할 수 있도록 함으로써 우리의 진료실을 좀 더 풍요롭고 따뜻하게 만들기 위해서는 이야기로 푸는 의학Narrative Medicine을 진료에 도입할 필요가 있다. 이야기의학은 질환의 여정에서 느끼는 환자, 의료진 그리고 돌보미들의 이야기 혹은 내러티브로부터 출발한다. 이들의 스토리를 진료 과정에 도입함으로써 좀 더 효율적이고 환자중심적이며 공감지향적인 진료, 즉 따뜻한 진료를 가능하게 하고자 하는 시도이다. 그러나 우리나라에서 환자, 의료진 그리고 돌보미들로부터 이야기들을 수집하고 이를 분석하여 진료 현장에 이용하는 일은 현실적으로 대단히 어렵다. 법적 그리고 제도적 보완이 절실하게 필요한 실정이다.

이야기의학은 의료인이 되고자 하는 사람들이 임상 기술에 더해 사람의 마음과 삶의 질을 관리할 수 있는 능력 그리고 공감 진료에 기여할 수 있는 능력을 배양할 수 있도록 도와줄 수 있을 것이다. 우리가 가장 신뢰하고 있는 진료의 접근 방법이 근거중심의학일지라도, 그 장점을 절대로 버리지 못할지라도, 최소한 환자들을 장기가 아니라 인간으로 대하는 방법을 찾을 수는 없을까? 컴퓨터 작업이 우리를 그리고 우리의 진료를 얽매고 있을지라도 잠깐만 시간을 내어 환자의 눈을 쳐다볼 수는 없을까? 환자의 말을 끊지 말고 2~3분 동안만이라도 그냥 들어줄 수는 없을까? 다리에 힘이 빠져 진찰대에 오르지 못하는 환자의 손을 잡아줄 수는 없을까? 목이 타서 말을 잇지 못하는 환자가 물 한 모금 마실 시간 동안 좀 더 기다려줄 수는 없을까? 불안과 공포 속에 싸여있는 가족들에게 위로의 눈빛을 한 번이라도 더 보내줄 수는 없을까?

이탈리아의 이야기의학자 마리니 박사는 환자들의 개별적인 이야기에 주목하는 이야기의학의 유용성에 대해 기회 있을 때마다 강조한다. "이야기의학은 민주적이다. 어떤 사람이나 어떤 특정 역할에 속해 있지도 편향되어 있지도 않다. 사람은 누구나 일생에 최소한 한 번은 어떤 형태든지 건강과 질환의 불균형과 마주하게 된다. 따라서 누구든지 삶의 위기에서 이야기의학의 효과를 몸소 체험할 수 있을 것이다. 이야기의학은 필연적으로 모든 역할과 모든 전문 영역을 포괄하며, 환자, 돌보미, 친구, 고용주, 교사 등으로부터 스토리를 청취하고 수집하여 통합함으로써 일치된 견해에 도달하기 위하여 체계적으로 접근한다. 이야기의학은 환자와 의료진을 연결하고, 근거중심의학과 이야기중심의학을 연결하며, 임상 과학과 인문 과학을 연결한다. 이야기의학은 다양한 사람들이 진료에 관여하도록 만들기 때문에, 이야기의학 혹은 이야기중심의학에서 이야기의료 혹은 이야기중심의료로까지 발전해 나갈 수 있을 것이다."Marini MG 저, 정영화·이경란 역, 『이야기로 푸는 의학』, 2020

# 김 박사의 강의와 마지막 당부

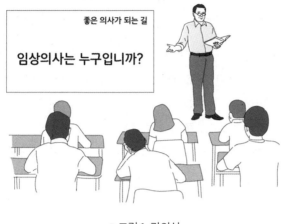

좋은 의사가 되는 길

## 임상의사는 누구입니까?

● 그림 1 강의실

김 박사는 매년 봄 가슴 설레는 순간을 맞는다. 의예과에서 본과로 진입한 의과대학 신입생들을 만나는 시간이다. 백설같이 맑은 신입생의 초롱초롱한 눈망울을 만나는 일은 의대 교수로서 가질 수 있는 큰 즐거움 중의 하나이다. 흰색 도화지에 맨 처음으로 스케치하는 기쁨, 장래의 대작을 미리 만나는 감동, 각자의 꿈속으로 빠져드는 장래 대가와의 만남. 김 박사는 의대 신입생들을 만나는 첫 번째 강의시간을 항상 기다린다.

"여러분 안녕하십니까? 저는 내과 김××입니다. 우선 본과에 진입한 것을 환영하고 축하합니다. 어젯밤에도 과제 때문에 잠을 설쳤지요? 많이 힘들겠지만 잘 이겨내기 바랍니다. 오늘 이 시간 제 강의를 본격적으로 시작하기에 앞서 의과대학 본과 1학년 학생으로서 여러분들이 지금 어디에 위치해 있는지 어디로 가야 하는지 무엇을 어떻게 준비해야 하는지에 대해 생각하는 시간을 가졌으면 합니다. 이러한 과정은 여러분들이 목표를 가지고 올바른 방향으로 스스로를 단련해 나가는 데 중요한 나침반을 제공할 수 있을 것입니다. 그리고 여러분들이 어려운 시간을 이겨내는 데 힘이 될 수도 있을 것입니다."

대다수의 의대생들은 환자를 돌보는 의사, 즉 임상의사가 되고 싶어한다. 그들은 환자를 돌보면서 느낄 수 있는 보람이 의사가 될 때까지 요구되는 엄청난 양의 땀과 노고를 상쇄하고도 남을 것이라고 생각한다. 그들은 환자들의 고통을 덜어주면서 느낄 수 있는 환희를 머릿속에 그리며 자신들을 계속해서 갈고닦는다. 이렇게 성장한 의대생들은 환자들과 고통을 나누겠다는 숭고한 뜻을 가지고 드디어 임상의사가 된다. 훌륭한 선배의사들에게 존경을 보내며 그들의 발자취를 따라가려고 노력한다.

그러나 실제 진료 현장은 젊은 의사들이 머릿속으로 그려온 것과 달리 그렇게 녹록지 않다. 환자들이 가지고 있는 의학적 문제들이 심각할 수 있다. 쉽게 해결할 수 없는 경우가 많다. 특히 대형병원을 찾는 환자들의 문제는 위중하고 시급한 경우가 많다. 환자와 보호자들이 침착하게 의사의 도움을 기다리고 있을 수 없는 경우도 많다. 목소리가 높아지고 급한 마음에 재촉하기 십상이다. 의사의 능력이나 주변 상황을 고려할 여유가 없을 수 있다. 더욱이 불합리한 의료 체계로 인해 쉴 새 없이 몰려드는 환자들에 치여 파김치가 되면 의사들은 그동안 꿈꾸었던 '환자 사랑'을 실천하기 힘들어진다.

임상 능력이 뛰어나고 환자중심적 판단에 익숙한 김 박사도 환자들 때문에 한동안 우울증으로 고통받던 시절이 있다. 전문의가 되어 대형병원에서 진료를 시작했을 때 김 박사는 누구보다 열심히 일하는 그리고 인간적으로 환자들을 돌보는 임상의가 되겠다고 다짐했다. 진료에 더해 연구와 교육에도 힘을 나누어야 했던 바쁜 시절이었지만

'실력 있는' 임상의의 역할은 게을리할 수 없는 부분이었다. 그러나 김 박사는 점점 무력해지는 자신을 발견하게 된다. 점점 더 초라해 지고 '환자 보기'가 싫어지기 시작했다. 그리고 끝내는 자신의 정체성에 의문을 갖는 지경에 이르렀다. 대형병원에서 전문의로서 진료를 시작한 지 2년 남짓 지난 시점이었다.

조용히 눈을 감고 지나온 2년을 되돌아보았다. 무척이나 바쁜 시간이었다. 몸을 돌보지 않고 정열적으로 환자들을 돌봐온 시간이었다. 대부분의 환자와 보호자들이 고마워했고 처음에는 김 박사 스스로도 뿌듯해하였다. 그런데 시간이 흐를수록 몰려오는 자괴감에 괴로웠다. 김 박사는 임상의사로서 열심히 일했지만, 대부분 환자들의 문제는 약간 개선되었거나 오히려 악화되기도 했다. 의사로서의 역할에 회의가 들었다. 그리고 그런 생각이 밀려올 때마다 진료하기 싫다는 생각이 들기도 하고 환자 돌보기를 소홀히 하게 되었다.

김 박사는 조용히 지난 시간을 되돌아보고 좀 더 깊이 공부하면서 생각을 넓혔다. 그리고, 이런 자괴감과 우울증은 자신의 욕심에서 시작되었다는 사실을 깨닫게 된다. 세상의 모든 이들의 고통을 김 박사 자신이 모두 감당하겠다는 욕심, 의학이 환자의 문제들을 완전하게 '해결'할 수 있으리라는 잘못된 믿음 그리고 모든 환자와 보호자들을 만족시키겠다는 자만심이 스스로를 묶어버렸다는 사실을 깨닫는다. 그리고 이런 자만심이 종국에는 임상의사로서 자신이 환자들에게 해줄 수 있는 일들을 게을리하게 만들고 진료실에서 최선을 다할 수 없도록 만든다는 사실도 알게 된다.

김 박사는 '준비된' 임상의사로서 자신에게 전문적인 도움을 '청'하는 '자신의' 환자들을 '돌보는' 일에만 최선을 다하기로 결심한다. 이것이 임상의사로서 오랫동안 환자들을 도와줄 수 있는 비결이라고 생각하기에 이른다.

"여러분들 중 대다수는 환자를 돌보는 의사, 즉 임상의사가 되고자 의과대학에 왔습니다. 의사가 되어 고통받는 환자들을 돕겠다는 귀한 마음도 가지고 있습니다. 의사가 되는 길은 멀고도 험하겠지만 기꺼이 땀을 흘리겠다는 열정도 가지고 있습니다. 그러나 아무리 고귀한 뜻과 임상 능력을 가지고 있어도 세상에 있는 '아픈 이들'을 모두 치료할 수는 없습니다. 그렇게 결심하고 노력한다고 해도 오랜 시간 동안 계속할 수 없습니다. 임상의사가 지치고 좌절하게 되면 다른 환자들의 진료에 악영향을 주게 됩니다. 따라서 임상의사로서 나는 어떤 존재이며, 내가 돌보아야하는 '나의 환자'는 누구인지 명확히 해둘 필요가 있습니다. 그래야 '실력 있는' 임상의사가 되기 위해 무엇을 준비해야 하는지 어떻게 공부해야 하는지가 분명해질 것입니다."

그리고 김 박사는 <누가 '나의 환자'입니까?>라는 제목의 슬라이드를 가리킨다.

"급만성 질환 혹은 외상으로 인해 건강관리와 의료를 제공받는 사람을 일반적으로 환자라고 정의할 수 있습니다. 그러나 임상의사 개개인의 위치에서 보면, '아픈 사람들'이 모두 자신이 돌보아야하는 '나의 환자'일 수 없습니다. 그럴 수도 없거니와 의사를 위해서나 환자를 위해서 그래서도 안됩니다. 의학적인 문제를 가지고 있는 환자는 병원을 찾아 자신이 원하는 의사에게 전문적인 도움을 청합니다. 이 과정을 통해 한 의사는 어떤 환자를 '나의 환자'라고 생각합니다. 이때 환자는 '의학적인' 도움을 '청'해야 한다는 사실이 중요합니다. 의학적인 도움이 아닌 다른 것을 원해서도 안되고 '내놓으라'고 강요해서도 안됩니다. 이런 약속은 의사-환자 간에 공감과 소통의 폭을 넓히는데 매우 중요합니다."

환자의 정의에 대해 소신을 밝힌 김 박사는 다음 슬라이드로 넘어 간다. 슬라이드의 제목은 <임상의사는 누구입니까?>였다.

"여러분, 그러면 이러한 환자를 돌보는 위치에 있는 임상의사는 어떤 사람입니까? 여러분이 미래에 서있게 될 그 자리 말입니다. 우선 사회에서 요구하는 기본적인 자격을 갖추어야 하겠지요. 의과대학을 졸업하고 의사면허시험을 통과해야 한다는 말입니다. 그러나 의사면허증을 가지고 있다고 해서 모든 사람이 진정한 의미의 임상의사일까요? 앞에서 정의한 환자를 담당하여 그를 도와줄 수 있는 전문가의 자격이 있다고 할 수 있을까요? 의학적인 문제로 고통받는 환자들에게 전문적인 도움을 주고 그들의 고통을 덜어줄 수 있다고 인정받기에는 아직까지 부족합니다.

우선 임상의사는 '직업인'이어야 합니다. 일생을 의업에 바쳐 봉사할 의지가 있어야 합니다. 그리고 전문적으로 환자를 도와줄 수 있는 능력이 있어야 합니다. 일생 동안 직업적으로 변함없이 환자를 도와줄 의지를 가지고 있는지 스스로 확인해야 하고, 환자의 문제를 해결하는 데 필요한 임상 능력을 배양하고 이를 계속해서 향상시켜 나갈 의무가 있습니다. 다시 말해, 임상의사는 평생토록 공부하고 스스로를 수련하는 직업인입니다. 여러분, 어떻습니까? 부담이 많이 됩니까? 아닙니다. 그럴 필요가 없습니다. 여러분들은 이미 좋은 임상의사가 될 결심을 하고 이 자리에 앉아 있다고 저는 굳게 믿습니다. 그리고 훌륭한 임상 능력을 배양하여 앞으로 존경받는 임상의사가 될 것이라고 믿어 의심치 않습니다. 제 경험에 비추어보면 임상의사는 매우 보람된 직업입니다. 자부심을 가지고 열심히 스스로를 갈고닦아 나가기 바랍니다."

김 박사의 강의는 이어진다. 어떤 임상의사가 '좋은 의사'인지, '좋은 의사'가 되기 위해 무엇을 어떻게 준비해야 하는지를 설명한다. 특히 원만한 의사-환자 관계를 맺는 방법에 대해 힘주어 말한다. 그리고 마침내 마지막 슬라이드 <강의를 마치면서……>.

"이제 마지막 슬라이드입니다. 여러분, 지금까지 제가 여러분께 소개한 임상의사, 임상 능력이 뛰어나면서 모든 면에서 원만하고 항상 따뜻한 의사-환자 관계를 유지하는 그런 이상적인 임상의사가 이 세상에 존재할까요? 아마 찾아내기 어려울 것입니다. 여러분의 선배 그리고 교수들도 모두 완벽하지는 않습니다. 그러나 여러분은 실망할 필요가 없습니다. 여러분 주위에 있는 선배들과 교수들은 모두 최소한 한 가지 이상의 장점, '존경할 만한' 혹은 '배울 만한' 점을 가지고 있으니까요. 여러분은 어느 한 사람만을 흉내 내거나 따라하기보다 여러 선배의사들이 가지고 있는 장점들을 관찰하고 존경할 만한 부분들만 배워 나가십시오. 그리고 여러분이 선택한 장점들을 각자 자신의 위치와 역할에 맞게 재조합해 나가십시오. 이러한 노력을 계속하다 보면, 여러분은 어느새 이상형에 가까운 임상의사로 변해가는 자신의 모습을 보게 될 것입니다. 그리고 여러분은 주위의 의료진을 변화시키고 끝내 우리의 진료실을 따뜻하고 풍성하게 만들 것입니다.

제 강의를 마치기 전에 제가 좋아하는 조동화 시인의 「나 하나 꽃 피어」라는 제목의 시를 소개하고 싶습니다.

나 하나 꽃피어
풀밭이 달라지겠냐고
말하지 말아라.

네가 꽃피고 나도 꽃피면
결국 풀밭이 온통
꽃밭이 되는 것 아니겠느냐?

나 하나 물들어
산이 달라지겠느냐고도
말하지 말아라.

내가 물들고 너도 물들면
결국 온 산이 활활
타오르는 것 아니겠느냐?

　부디 여러분 모두가 여러분에게 도움을 청하는 환자들로부터 존경과 사랑을 받는 '좋은 의사'가 되길 빕니다. 그리고 여러분의 마음에 핀 꽃들이 여러분 주변에 있는 의료진을 감동시켜 마침내 온 산을 아름답게 물들이길 간절히 소망합니다. 감사합니다."

# 참고문헌

Marini MG 저, 정영화·이경란 역, 『이야기로 푸는 의학』, 학지사, 2020

## 저자약력

### 정영화(鄭永和)

교수, 의학박사, 내과전문의, 소화기내과 분과전문의. 서울대학교 의과대학을 졸업하고, 서울대학교병원에서 인턴, 전공의 그리고 전임의 수련을 받았다. 독일 하노버의과대학 간이식클리닉(Klinik fur Viszeral-und Transplantationschirurgie in Medizinische Hochschule Hannover, Germany)에서 연수하였고, 미국 국립보건원(National Institute for Health; NIH, USA) 간연구소에서 초빙연구원으로 근무하였다. 현재 울산대학교 의과대학과 서울아산병원 소화기내과에서 교수 및 겸임의사로 근무하고 있다.

지금까지 200여 편의 논문을 국제 저명학술지에 게재하였고, 내과학 및 소화기학 교과서 10여 권의 저술에 참여하였다. 다수의 학회에서 임원으로 일하였으며, 특히 대한간학회에서 총무이사를 역임하였다. 국제학술지 *Liver International*에서 Associate Editor를 역임하였으며, 현재 다수의 국제 저명학술지에서 편집위원으로 일하고 있다. 주된 학문적 관심사는 바이러스성 간염에서 간세포암종과 간섬유화의 발생기전이다. 또한 임상적으로 간세포암종의 진단과 치료에도 관심을 기울여왔다. 최근에는 의료인문학과 의료윤리에 관심을 가지고 있다. 대표 저서로는 *Individualized Therapy for Hepatocellular Carcinoma* (WILEY, 2017), *Systemic Anticancer Therapy for Hepatocellular Carcinoma* (Jin Publishng Co., 2011), 『간을 아끼는 지혜』(고려의학, 1996)가 있다. 역서로 『이야기로 푸는 의학』(학지사, 2020)이 있다.

김 박사의 공감 클리닉
환자와 손잡고 걷는 길

초판발행      2021년 6월 28일
중판발행      2021년 7월 30일

지은이        정영화
펴낸이        안종만·안상준

편 집         김민조
기획/마케팅    정성혁
표지디자인     박현정
제 작         고철민·조영환

펴낸곳        (주) **박영사**
             서울특별시 금천구 가산디지털2로 53, 210호(가산동, 한라시그마밸리)
             등록  1959. 3. 11.  제300-1959-1호(倫)
전 화         02)733-6771
f a x         02)736-4818
e-mail        pys@pybook.co.kr
homepage      www.pybook.co.kr
ISBN         979-11-303-1297-2    03510

정 가       12,000원